LOCUS

LOCUS

LOCUS

LOCUS

KODIKO

know yourself, love yourself.

KK01 來自身體的聲音
作者：藍寧仕 (Dimitrios Lenis)
責任編輯：陳郁馨　美術編輯：何萍萍
內頁繪圖： lupo　內頁攝影：陳文慶
(pp.108-113 模特兒： Erika Nishizato)
法律顧問：全理法律事務所董安丹律師
出版者：大塊文化出版股份有限公司
台北市 105 南京東路四段 25 號 11 樓
www.locuspublishing.com
讀者服務專線： 0800-006-689
TEL ：(02)87123898 FAX ：(02)87123897
郵撥帳號： 18955675　戶名：大塊文化出版股份有限公司
e-mail:locus@locuspublishing.com
行政院新聞局局版北市業字第 706 號

(本書原著爲英文，由伍國仁譯成中文)
Listen to Your Body

總經銷：大和書報圖書股份有限公司　地址：台北縣五股工業區五工五路2號
TEL：(02) 89902588 89902568　FAX：(02) 22901658
製版：源耕印刷事業有限公司
初版一刷： 2003 年 6 月
二版一刷：2009 年 6 月
定價：新台幣 250 元

Printed in Taiwan

來自身體的聲音 / 藍寧仕 (Dimitrios Lenis)
-- 初版 -- 台北市 : 大塊文化, 2003 [民 92]
面　公分
ISBN 986-7975-95-2

1. 健康法 2. 免疫學
411.1　　92009176

Listen to Your Body

來自身體的聲音

藍寧仕醫師
Dr. Dimitrios Lenis ◎著

關於KODIKO

生命是一場複雜而奧妙的過程。人類自有歷史以來就在追問：「我是誰？我生下來有什麼用處？生命的意義何在？我如何把生活過得更好？」

古代的希臘人對此認眞追索，展現了人類追尋知識與哲學的最大努力。

希臘人相信，儘管人類的健康程度受到許多物質因素的影響，卻也需要考慮許多形而上的奧祕力量；生命，是由人的作爲、環境和命運共同組成，每一個人的生命都含有一組獨特的密碼。遵循自己的密碼來過生活的人，將可獲得健康、幸福與成就。若想得知自己的密碼，就要聽從太陽神阿波羅的教導，努力「認識自己」。

在希臘文裡，「密碼」一詞叫做 **KODIKO**，因此我選它來當作我作品的系列總名。這個 **KODIKO** 系列將會涵融我二十四年來的行醫心得，把我在傳統醫學、另類治療、心靈與精神現象、烹飪、音樂和藝術方面領略到的「認識自己」的道理，整理成幾本著作。

讀了 **KODIKO** 系列的書，你將可以了解到是哪些因素在你身體裡起作用，又是哪些你看不到的、在你身體外的神祕力量對你發生影響。有了這些認識，你可以更清楚而深刻地認識自己，並明白爲什麼有些事會發生在你身上。

這些認識，將會幫助你活得更健康，活出自己的生命價值。

第2篇　健康哪裡來

part 2
如何聽身體說話

第3篇　身體

前言

不管在歷史上的哪一個時期，總有人出言預測世界即將毀滅，尤其以過去這幾百年爲最烈。近年有一項文獻以此爲研究主題，採訪了許多位物理學家和宗教人士，探討各種關於世界末日所作的預言之間有無任何關連。有一次問到一位猶太教的拉比，他的反應很有趣，他說，誰都不知道世界會不會毀滅，但假如有人躲得過這場災難，那一定是因爲那個人的免疫系統非常非常健全！

本書用「身體的聲音」和「健康三角」的概念來解釋免疫系統，並且提醒大家：個人的健康大部分要靠自己負責，責任並不在醫生、政府或別人。

每個人身體的健康程度，反應了每個人的生活習慣、作息模式和面對人生的態度。許多人一輩子汲汲於追求目標，把身體各種反應視爲理所當然；即使身體已經用各種反應方式來提出「意見」或甚至「警告」了，都不知道自己應該要注意自己的健康問題了。身體是會說話的，我們應該要提高自己對於身體的敏感度，仔細聆聽身體所發出的每一個訊息，以追求天天健康。本書還提出了「健康三角」的概念，向大家說明身體、飲食與心靈之間對於健康所造成的環環相扣的影響。這個「健康三角」將會教你認識到自己爲什麼會這樣不健康，以及如何改變一些小習慣來保持健康。

正值SARS的陰影籠罩全球，因此，生與死的一線之間，說不定就是你的免疫力決定了一切。目前的研究顯示，SARS對於任何藥物都沒有反應，唯一的治療方式，只在於增強你自身的免疫力，並且避免傳染給別人。

因爲怕感染SARS，大家減少進出公共場所，待在家中的時間變長，這造成了一項重大的意義：生活的品質好不好，就從家裡面開始；個人健康的程度如何，就在於我們的生活習慣。假如我們覺得待在家裡很無聊，這不是因爲家裡的環境無聊，而是因爲我們的內心很空虛。因此，我們需要多花一點時間認識自己的靈魂……深刻認識眞正的自己，試圖了解生命的目的何在。藉由對自我的認識和個人成長，我們將可得到最高品質的人生和最高程度的健康。

外在社會誘導你去吃的東西、去做的事、去採用的生活方式，很多只會損害健康，並且造成內心的空虛與更不滿足。社會上的習慣作爲確實不易改變，光看禁菸法令的推動困難就得見一斑。改變世界是一樁宏大的理想，但，行遠必自邇，必須我們自己願意先改變自己。

你可能曾經疑惑，有些吃素的人也得了癌症，有人採用了生機飲食療法但並沒有解決健康問題。你也許也曾經不明白，爲什麼有些老人家長年抽菸喝酒卻沒有疾病纏身，爲什麼有些得了不治之症的人竟然奇蹟似的康復。這些問號，將可以從本書的「健康三角」獲得解釋。

這本書用很多篇幅介紹了各種了解身體和提高免疫力的方法，但這只不過起了一個開頭，眞要把相關知識全部講完，可得寫成一本厚厚的百科全書。希望這本書能夠鼓勵你去閱讀其他有關健康與生命品質的書籍。

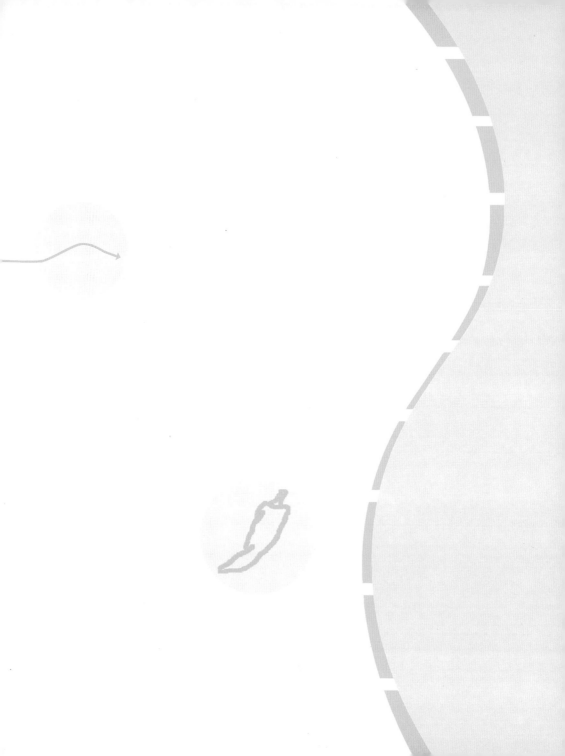

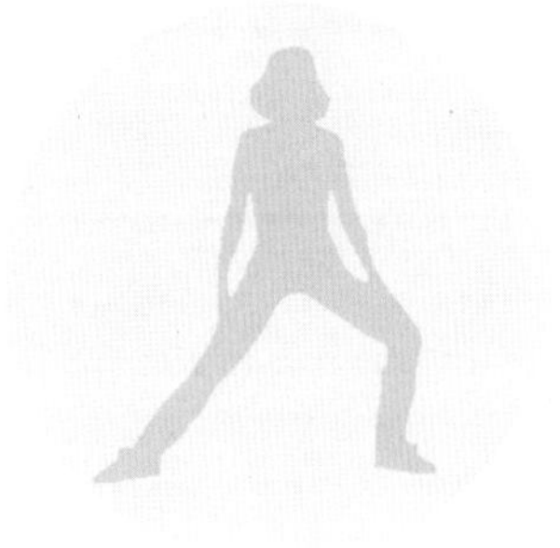

part 1 身體會說話

Medical science cannot offer a cure to the common cold, let alone SARS or other viral disease, just as alternative medicine cannot. All that is offered are therapies that supposedly can help. What does this really mean? What is it that really can cure disease? In one word, the answer is a strong immune system. Don’t forget that although influenza killed 25,000,000 people, that was only 0.1% of the total amount of people infected. The other 2 billion or so infected people got a cold or nothing at all.

第 1 篇　現代人的健康課題

Modern Health Challenges

1 如何面對新疾病

以下的場景並不只是幻想，而是日益真實的世界：我們居住在與其他人緊密接觸的環境，呼吸著同樣的經過循環使用的空氣，在公共場所接觸著相同的東西，吃著由陌生人的手所處理、經過了陌生人的呼氣吐氣的，並承裝在沒有消毒過的器具上的食物——在無數的機會裡，病毒和細菌都有機會入侵我們體內，造成疾病傳播的危險。ＳＡＲＳ（嚴重急性呼吸道症候群）在最近的散播，只不過是人類才剛開始要面臨的問題而已。

新疾病的開始與成因

ＳＡＲＳ並不是第一種類似感冒般傳染蔓延的流行性疾病。

西方醫學之父，古希臘的希波克拉底在西元前四一二年就曾以流行病的角度描述過流行性感冒。一五八〇年以來，爆發過三十一次在歷史上有紀錄的流行性感冒。其中最慘的是一九一八年，據說病毒從西班牙傳播到全世界，造成兩千五百萬人死亡，在最慘的一個月裡，美國有二十萬人死亡！而其實這場流行感冒的死亡率只有〇・一％。如果和SARS剛開始時的致死率五・九％相比(註)，可想而知，SARS萬一散佈開來會是多麼恐怖。還好依目前所知，SARS並不像流行性感冒那樣容易散佈。

歷史上還有很多不知源於何處而奪走數百萬條人命的病例。一三三〇年，一種新的疾病在中國和蒙古蔓延，大約在一三四七年迅速向西散佈，重創歐洲，把歐洲四千萬人口奪走了兩千五百萬條人命。這場奪命無數的瘟疫並未就此消散，卻在往後三百年裡繼續傳布感染。最近的一場大流行病，在一八五五年開始出現在中國和印度，於一八九四年傳到香港，沿途一共奪走一千兩百萬條人命。除了瘟疫之外，也有其他傳染病曾經突然出現，包括痲瘋病、梅毒、霍亂、天花、愛滋病、伊波拉病毒等等，奪走了無數的人命。

註：SARS的致死率似乎與受感染者的年齡有關。有一項數字指出，感染了SARS而死亡的比率，二十四歲以下爲一％；二十五到四十四歲爲六％；四十五到六十四歲爲一五％；六十五歲以上爲五〇％。

回顧歷史，許多科學家對於SARS的出現並不覺得意外——因爲，與動物緊鄰生活的人們本就暴露在許多無害的病毒與細菌之中，病毒早晚會出現突變；一旦突變，再遇到人因爲暴露在食物和飲水中的有毒環境下（例如殺蟲劑和食品添加物）而健康受損，或者是因爲食物不足或土壤裡的養份耗竭而造成的營養不良，或是暴露在包括電磁場（EMF）等看不見的幅射下，或者沒有正確使用抗病毒藥物與抗生素，這種種因素都會加速病毒細胞的突變速度。

許多病菌本來是可以治癒的，現在卻由於我們的過量使用或不當使用抗生素而產生變型。如果抗病毒藥物或抗生素並沒有百分之百消滅病患身上的病毒或病菌，那麼這些病毒或病菌就有機會產生突變，並且具有抗藥性。常見的原因是病人並未服用足夠的劑量，例如醫生開了四天或更久的處方，但病人只服用三天就停藥了。另一種原因是醫生開的這種藥劑的處方過量，因而爲害到健康的細菌，使得新型態的病菌和病毒得以在人體內繼續成長與突變。

今天，很多人相信，新疾病的產生並不是出於自然的原因。一九八一年，愛滋病開始流行時，媒體報導說這是在非洲猴子身上發現的自然突變病毒；但有謠言流傳，說這病肇因於一項一九七九年由醫學博士西穆納斯（Wolf Szmuness, M.D.）的基因工程研究計畫，這項計畫動用了一千位以上的男同性戀者在紐約曼哈頓接受實驗性的B型肝炎疫苗注射，這項實驗過後不久，受實驗的團體中就出現了第一個愛滋病例。不只如此，七〇年代還有相當多關於生化戰的研究製造出許多新的致命動物病毒，並且從動物移到人體身上。這其中會不會有一部分流出實驗室呢？誰也不知道。

這些新疾病的產生，是肇因於我們對於自然的干預？還是因爲自然的突變？或是其他的理由？不管原因是什麼，我們最在意的是：**如何保護自己？我們能夠治癒這些疾病嗎？**

力有未逮的醫學與另類療法

驚人的人類基因定序工程，號稱是人類史上最偉大的成就——這也許確實開展了科學的新頁，但是要用基因定序工程來治療疾病可還有長遠的路要走。

人類在疾病治療上最大的成就，其實是發現了衛生環境對於預防疾病的重要性。十九世紀末到二十世紀初期，發現了微生物會導致疾病的巴斯德（Louis Pasteur）與發現青黴素的佛萊明（Alexander Fleming）等人的發現，使得廁所、自來水、下水道系統、垃圾處理等方面有了突飛猛進的發展，而這些設施比其他的醫學進展更能做到防治疾病。

這之後，我們進入了醫學的新時代。抗生素讓醫生擁有了上帝一般的力量，可以應付許多曾經相當令人聞之色變的疾病。其後，幾個醫學核心領域都有快速的進展，發展出強效的醫療與診斷的設備。醫生有了強大的力量，並且受到尊重——甚至是盲目的尊重，以致於很少有人會質疑醫生治病的能力，到最後醫生們絕口不談醫學在面對由病毒所引發的疾病、癌症和其他退化性的疾病、心血管等疾病的時候所遇到的限制。誰敢提出質疑，常會遭指控爲江湖術士並被告發，往往還會被關上幾年。

然而，俗話說得好：「騙得了一時，騙不了一世。」世人漸漸認識到醫學的嚴重限制。一般的感冒、流行性感冒、糖尿病、癌症，即使投注了天文數字的研究經費卻仍無藥可治。今天的美國，平均一年有十一萬四千人因流行性感冒而入院治療，並有三萬六千人因而喪命。

在現代醫學面對這些疾病顯得束手無策的時候，開始有傳言出現，宣揚著自然療法可以如何如何治癒這些疑難雜症。後來，有些謠傳的內容受到檢驗，帶來一些驚人的發現，例如飲食與與癌症之間的關聯、心靈與身體的關聯等等。這些早期的研究開始形成一些證據，讓世人知道了治療疾病的方式並非只有服用藥物一途，還有更複雜的情況。

一旦科學研究指出了某些另類治療的確有益於身體的自我療癒，於是另類療法的產品與另類治療逐漸增多，並且因爲許多人從醫學治療轉向另類療法而造成巨大的經濟效應。今天在美國，花在維他命藥丸、按摩等等另類療法的金錢，相當於花在傳統西方醫學的九倍。人們一感冒就猛呑維他命C之類的營養補給品，而不去找醫生，反正醫生也只會開出往往只能緩和感冒症狀的處方。有些研究甚至顯示，那些能抑制流鼻水與發燒症狀（這些是自然防禦的機制）的藥物，因爲抑制了免疫系統的作用，所以服用後反而會使得感冒的病期更長。

包括中醫、針灸、維他命療法、按摩、精神與能量療法在內的另類療法，可能在身體自行對抗某些特定疾病的時候很有助益，但它們眞的能夠治癒疾病嗎？有許多人嘗試了另類療法卻徒勞無功；這時候他們會被說成是他們並不是眞心想要痊癒，或者說他們還沒有準備好要治癒。目前爲止，儘管另類療法在增強免疫力上很有幫助，但仍無法保證能夠治癒疾病。如果另類療法眞能治癒疾病的話，就不會再有感冒、癌症，不會再有各種疾病了。

眞正的解答：強健的免疫系統

醫學無法提供一般感冒的解藥，更不用說SARS和其他病毒引發的疾病。另類療法也無法做到。這些都只提供了據說能夠有助益的療法。這是什麼意思？到底什麼才能治病？答案就是：強健的免疫系統。別忘了，儘管流行性感冒曾奪去兩千五百萬條人命，但那僅是受感染總人口數的〇・一％而已，有大約二十億染病的人就只是得了感冒然後痊癒，或者根本沒事。

一九八〇年代愛滋病初起時，媒體把它形容成彷彿必死無疑的疾病，沒有任何關於倖存者的報導。全世界籠罩在恐慌下。人們開始接受檢測，想確定自己是否感染了HIV病毒，但這種病毒的潛伏期從六個月到數年不等，人們懷著忐忑不安的心情去拿檢驗報告，彷彿等待謀殺案審判的判決書。

一九八八年是我在大學醫科的最後一年，我修了一堂愛滋病的課。一位正在進行最新研究的科學家來授課，但基本上她教的東西是我們早就知道的知識。自由問答時，我問她有沒有任何愛滋病患在染病之後能夠康復，她說的確有這種病例，她估計約有百分之十的病人在愛滋的重創下仍然復原，並且返回正常生活，儘管他們仍是呈現HIV陽性反應。

隨著人類基因工程持續進展，科學家發現某些基因型態不會受到愛滋的感染。人體血液裡就算有HIV病毒，也不見得一定會致命。但在那些呈HIV陽性反應的人裡面，很多人寧可選擇自殺，也不想生活在不知道自己會不會得愛滋的恐懼裡，況且還得面對大衆的批評和歧視，把愛滋和同性戀連在一起想像。

許多從愛滋病復原的人並沒有產生對愛滋免疫的基因，他們是眞的是病到了垂危關頭；但他們並不放棄，決定採取一些舉動來啓動自身免疫系統的力量；有些HIV陽性反應的患者因此得到了痊癒。很多倖存者自費出版了自己的故事，但並沒有引起太多注意。更令人驚訝的是，某些愛滋病患不只是從生病狀態復原，他們甚至還有能力完全消滅血液裡的病毒，最著名的例子就是籃球明星魔術強森（Magic Johnson）。

這些故事與報導裡面最值得學習的一點是：只要有機會，身體的自癒能力確實可以造就奇蹟。我們只需要知道，免疫系統究竟是如何產生最大的戰鬥力。

愛滋病倖存者有一個共同點：他們都有強烈的信念，相信自己能夠戰勝病魔。他們讓自己接受各種可能增強免疫系統的方法，直到發現有效的療程爲止。沒有這種態度、決心與努力，得了愛滋就會像是被宣判了死刑。

我曾在洛杉磯爲一位年輕的愛滋病患進行強化免疫系統的療程，一開始的問題是解決他的食物過敏問題：他聽到我說他不能再吃義大利麵、麵包、比薩、餅乾、蛋糕類的麥類製品（關於食物過敏，請看第162頁起的相關內容），他說他寧可死掉。一語成讖，他很快病發身亡。

基因與健康的關聯

很多人相信，基因預告了我們所可能罹患的疾病。的確，目前的基因定序實驗可以知道我們可能會罹患什麼病，但還無法一口咬定，有某種基因傾向的人一定會得到某種疾病。

目前的研究顯示，健康與優良基因並沒有關係；眞正有關係的是我們如何過生活。如果你的基因傾向於可能得糖尿病，但是你選擇了可以避免得到糖尿病的飲食與生活形態，你可能就不會得到糖尿病，但如果你的飲食和生活習慣不良，你就可能會得到糖尿病。

醫學正在學著認識是什麼因素決定了我們的健康，學著了解飲食與身體與心靈這三者之間的關聯，學著了解基因所扮演的角色。慢慢地，關於健康的全部課題可以逐漸清晰，但仍然有一段長遠的路要走。還要許多年，才能發展出讓身體完全發揮自行療癒力的方式。

到目前爲止，對於未來醫院的想像，看來會包含美味的食物、美觀的環境、漂亮的工作人員、好聽的音樂，裡面充滿歡笑和樂趣，當然有增強免疫系統的藥，或許還有一部能夠產生有治療能力的振動機，讓病人不必忍受痛苦就能痊癒！但是，在等待未來出現的此時，有關健康的最重要關鍵在於知識。**愈是多了解如何強化自己的免疫系統，就愈能夠預防疾病，即使眞的生病了也能比較快痊癒。**

首先，我們要仔細了解免疫系統到底是怎麼一回事……

2 免疫系統是什麼

免疫系統並不是身體裡的某個東西或者某一部分，所謂的免疫系統指的是兩種能夠保持身體健康與對抗疾病的東西：特殊細胞，以及生命進程。

這些特殊細胞包括：白血球細胞（這是身體裡的基層戰士）、當身體受到侵害或是破壞時會傳遞訊息的細胞、會修復破壞的細胞，以及其他的特殊細胞。所有的活細胞都是一個個的迷你工廠，負責製造酵素、化合物、化學反應物質等等，這些是我們存活之所需。這些迷你工廠的生產規模不同，從百分之十、五十、八十都有，有的則可達最有效率的百分之一百。

除了特殊細胞之外，免疫系統還包括一種東西：讓體細胞勝任它原定的功能、使得身體能夠如常運作的能力。

皮膚：免疫系統的第一層

免疫系統的第一層是皮膚，這指的是身體外覆的皮膚，以及鼻子裡、口腔內、消化道內部的組織黏膜。皮膚的功能是保護我們免於受到外來入侵者的攻擊。我們會得到感冒或SARS這類的呼吸道疾病，最常見的原因就是因爲皮膚沒有盡到保護之責。爲什麼會這樣？以下簡單解釋。

假設你到KTV唱得很盡興，回到家發現喉嚨有點乾痛。這是因爲你過度使用聲帶，導致喉嚨發炎腫脹，造成血液無法正常流進這個區域，於是就會覺得乾乾痛痛的。喉嚨乾燥使得人容易感冒。正常來說，我們的鼻腔和喉嚨裡會有黏液與唾液，這是阻擋病毒和細菌的天然化學屏障，一旦這道屏障不見了，入侵者就會有可以安全著陸的地方，並且能夠開始繁殖，對我們來說，這時也就開始覺得感冒了。

有很多原因會使得天然屏障不見、造成身體不設防，不只是唱歌太用力而已。比方說，你來到某個新地方工作或投宿，這裡比你以前的地方乾燥許多，那麼你對於濕潤的防禦就會乾掉，造成入侵者很容易成長。這現象常出現在設有冷氣空調或暖氣的場所。像香港、新加坡這樣酷熱的地方，冷氣總是開到最大，所設定的溫度是全亞洲最低。那裡的人習慣了這樣的溫度，不知道這是多麼嚴重降低了身體對抗感冒、流行性感冒或其他呼吸系統疾病的能力。SARS在這兩地的蔓延很快速，與這一點不無關係。

還有很多事會損壞喉嚨，例如喊叫、尖叫、說太多話、嘔吐、喝酒、喝熱飲、吃熱食熱湯、吃太辣的食物、吃進了過多的味精、食用太冰的食物或飲料。像氣喘、糖尿病等等研究中的疾病，也和鼻腔與喉嚨對抗感染的能力有複雜的關係。食用過敏性的食物也可能造成喉嚨受損，本書稍後會詳細討論這個問題。

免疫系統從皮膚開始構成一套巨大網絡，時時監控體內所有細胞的運作，以防止任何入侵與破壞。遇到狀況不對時，身體總是會以某種方式反應出來，例如發炎。萬一有病毒開始在喉嚨繁殖，或者吃到有毒素的東西，或是膝蓋跌傷了，別擔心，因爲免疫系統最初總是會產生發炎的反應。

那麼，發炎是什麼？

發炎就是戰爭

我用一個比喻來說明發炎：戰爭。

首先，**入侵**。

會打仗一定有原因，最常見的就是有人入侵。入侵我們體內的，常常是從我們所接觸的、所呼吸的、所食用的東西，以及在皮膚有傷口時所發生的事。這些外敵包括酵母、眞菌、病毒、細菌、寄生蟲等，但還有其他許許多多不同的入侵者。

其次，**破壞**。

免疫系統會因爲日常的耗損或是因爲發生了更嚴重的破壞，例如割傷或是跌倒之類的事，而和身體對抗。這些事每天都會發生，因此睡眠非常重要，因爲睡眠時正是身體進行日常維護的時間。第五章會詳細說明睡眠的重要性，並提出各種幫助睡眠的建議。

接下來，**內戰**。

有時候還有其他許多理由會發炎。好比一個國家的軍隊不同意當權者的命令，因而爆發內戰。在某些情況下，免疫系統會把身體裡某些健康的部分當作受到損害，攻擊這些正常而健康的細胞，而造成嚴重的發炎和破壞。這就像類風濕症、紅斑狼瘡症、牛皮癬、乾癬性關節炎、僵直性脊椎炎、克隆氏症、多發性硬化症、甲狀腺疾病、第一型糖尿病（初發於兒童時期）、硬皮症、乳糜瀉（穀膠敏感症）、發炎性腸道疾病等等。

爲什麼免疫系統會發了瘋似的大肆攻擊健康的細胞？目前已經證實了若干因素與此有關，例如慢性感染、慢性發炎、食用了小麥製品和乳製品（所含的某些化學結構很類似人體的免疫系統，導致免疫系統產生混淆），但仍然沒有確切的答案。

以癌症來說，它在許多方面看起來都像是人民不服治理所造成的情況。癌症的產生是因爲細胞突變，並且宣告要獨立，開始建立自己的領地。這彷佛是體內某些細胞不滿意身體的生活方式，所以決定要另闢天地。癌細胞在基因上與其他正常細胞不同：癌細胞是不會死的，它們試圖在人體內創造出新的不死軀體。癌細胞在繁殖時會製造出有毒的物質，這些毒素進到血液裡就產生更嚴重的發炎現象，並且減低了免疫力。如果不好好處理這樣的發炎現象和體內其他持續的發炎症狀，就會出現慢性發炎的負面效果，進而讓癌症獲得勝利。

關於發炎，還有一個最重要的原因。對身體來說，最糟糕的入侵者就是我們所吃進來的、所呼吸進來的毒素。現代食物裡充斥著毒素：防腐劑、殺蟲劑、人工色素、人工香料、突變毒性（含致癌成份）、自由基，以及成千上萬種其他有毒成份。另外，吃進了過敏性食物也會產生入侵的效應。

這種發炎症狀有多嚴重？看看免疫系統的武力基礎「淋巴結」就知道了。

充滿了白血球的淋巴結，是免疫系統的重要部門。淋巴結位於策略性的身體部位，負責建立起戰略性的防衛線，阻擋感染源進入體內。最爲人熟知的淋巴結是在腋窩和髖關節，但事實上這並非淋巴組織的所在。百分之八十的淋巴組織是圍繞著消化道。免疫系統最主要的力量是保護我們免於受到食物中的毒素所侵害。

（想要增強免疫力，最重要的事就是盡量減低飲食中的毒素。關於如何降低飲食裡的毒素，第十章會有詳細說明。）

宣戰。

一旦內部接獲了消息、得知國家已遭侵襲，這時就會正式宣佈戰爭開打。在身體裡，當毒素入侵、進行破壞，或是發現疾病產生的毒素時，就會有特殊的細胞釋放出組織胺、細胞激素、前列腺素等發炎的化學物質，這項舉動就是一種化學反應式的宣戰。這些化學物質進入血液裡，把白血球細胞召喚出來處理問題。但假如這類的化學物質釋出過量，也會傷害身體，不到一分鐘就造成嚴重的發炎。

封鎖敵軍。

宣戰後，就要試圖把受到攻擊的區域包圍起來，通常的做法是在敵軍可能經過的路線放置鐵絲網和地雷，以遏止對方進一步的攻擊。在身體裡，遭到入侵者攻擊的組織，會開始因爲發炎的化學物質而腫脹。血管的腫脹會造成血液與淋巴循環的中止，這就能有效封住受侵害的區域，讓這個區域無法再利用血液流動的道路進入體內其他部位。這時候，受侵襲區域裡的細胞會因爲缺氧而逐一死亡。

這套方法很有效，而且大部分時候不會造成痛苦，就像是剛得感冒時（通常稱爲潛伏期）一樣，但如果受侵害的部位是在像膝蓋這類佈滿神經的地方，也可能造成眞正的傷害。

爲了確定這塊腫脹區已經完全封鎖住，於是就啓動了製造纖維的細胞；這些小小的纖維工廠立刻開始製造纖維，把四周佈滿纖維。隨著纖維的生產，位在問題區域四周的肌肉就開始緊繃，造成該區域變得僵硬，想辦法不要再有組織受傷。緊繃的肌肉也會使得血液不能進出這個區域，以此更確保入侵者無法進入體內其他部位。

纖維也是身體的膠水，在釋放出足量的時候，能夠形成膠囊，也就是一道無法入侵的牆，封鎖任何體外的敵人入侵。纖維是又黏又有彈性的強大蛋白質成分，如果還需要更大的力量，纖維膠囊最後可以覆上一層鈣質甚至骨質來形成保護。

人體在試著阻擋癌細胞的擴散時，纖維膠囊會想辦法把癌症腫瘤包起來。萬一膠囊破裂，癌細胞就有機會逃離，移居到身體其他部位；癌細胞在新找到的著陸點上慢慢成長，形成新的腫瘤。因此，醫生在割除腫瘤時必須非常小心，務必把腫瘤連同膠囊一起割除。如果沒有好好處理，就會有癌細胞殘留，並重新長成腫瘤，擴散到其他部位。

一般所稱的纖維或疤痕組織，也是人體重建的要素。有些體細胞，像是神經與肌肉細胞，受損死亡以後是無法被取代的，只能由白血球細胞來加以移除，而剩下的空間必須要塡補，這是纖維的工作。問題是纖維無法像它所取代的細胞一樣運作，它只會塡補空間，像膠水一樣緊捉住週圍的組織。這些死去細胞的功能就永遠喪失，必須由存活下來的細胞或身體其他部位來補救。

戰鬥開始。

接下來，軍隊得前進開打。在身體裡，腫脹和形成纖維的過程持續進展，白血球細胞就會被化學訊號徵召到問題區域，這些體內的基層戰士可以自由進出組織，前往敵區。除非到了該區域已經徹底膠囊化的時候，白血球才會出現進不了戰場的情況。

人體配有一整套的武器，首先就是白血球細胞。如果你碰上像SARS的病毒，而你的白血球細胞很強健——這意思是說它們擁有作戰所需的養份例如維他命C、鋅等等，它們就能趕快消滅病毒，不讓病毒有機會成長。這也是爲什麼，得到SARS的病人有百分之九十左右都可以康復。在流行性感冒的季節，暴露於病毒環境中的所有人裡面，百分之九十九可以靠自身的白血球細胞殺死病毒。

如果這些細胞無法完成使命的話，身體就會使出其他的戰略，例如準備更多更有力量的殺手級的白血球細胞。

發燒：幫助白血球作戰

發燒是一個幫助白血球胞作戰的有效方法。許多病毒和細菌都對溫度很敏感，例如SARS病毒就不喜歡攝氏三十八度以上的高溫。如果體溫升高一些或下降一些，有些侵入體內的病菌會比較容易被白血球消滅。發燒也是加快身體循環的方式，還有幫助毒素排出等等好處。

許多人害怕發燒，以爲發燒是某種疾病，或是怕發燒會讓腦子受損，因而急著要降低體溫。這實在是大錯特錯。

正常成人的體溫是攝氏三六・四度到三七・二度之間。假如體溫升到了三十八度，表示身體需要藉由創造熱度來對抗疾病。

發燒到什麼程度就該小心呢？五歲以下的兒童，超過三八・八度時可能會產生類似癲癇發作的症狀，但即使發生這種症狀了也不會有副作用，只是會讓人很害怕罷了。

依目前所知，儘管發燒還是會讓人很不舒服，甚至對於有嚴重心肺疾病的人造成危險，但發燒不會直接造成永久性的嚴重副作用。

腹瀉：自然的消毒過程

身體的另一種防衛機制是腹瀉，這是身體自然消毒和解毒的過程。很多人害怕腹瀉，急著服藥來止瀉。這也是錯誤的。除非是長時間的腹瀉才需要擔心，因爲長時期的腹瀉可能會造成嚴重的脫水和耗盡礦物質。

萬一細菌或病毒之類的入侵者進入了消化系統，它們就需要被排掉，於是身體就以提高消化道運動速度的方式來達到這個目的，把髒東西沖出體外，而這個情況就是腹瀉。感染了SARS的人，也常出現腹瀉症狀——可想而知，這是因爲身體想要趕快擺脫掉SARS病毒。

大部分的腹瀉症狀只會持續一兩天，或是一直到完全清除了刺激物爲止。腹瀉時要避免吃固體食物，多喝湯或粥，還要大量喝水，避免喝咖啡和茶，要有充分休息，盡可能平躺下來。

發炎的負面效果

大部分時候，正常的白血球細胞和發炎的腫脹，可以在幾小時或幾天裡應付大部分的毒素或其他入侵者。戰勝之後，受感染的區域會慢慢回到正常運作，不會留下發炎的負面效果。

然而，如果發炎現象繼續出現在血液的組織胺、細胞激素、前列腺素，而其他發炎介質開始升高的話，那就另當別論了。這時身體會進入一種整體發炎的狀態，這就很糟糕了。整個身體會變得一團混亂，就像是一個戰事持續太久的國家。大家還記得伊拉克的巴格達淪陷後的劫掠吧？

發炎現象持續，可以造成各種症狀，統稱爲發炎症候群。你會出現疲倦、頭昏、鼻塞、皮膚起紅疹或發癢、打噴嚏或咳嗽、皮膚感染、皮膚炎、濕疹、牛皮癬、出現心理與精神方面的症狀、沮喪、肥胖、膽固醇過高、抗拒胰島素、血糖不穩定，糖尿病發作、荷爾蒙不平衡、動脈阻塞造成心臟疾病、心臟病、中風、肌肉緊繃與疼痛、背部問題、關節腫脹造成滑液囊炎或關節疼痛。

到了免疫系統全面受損時，本來就有的疾病狀況會變更糟，還會出現新的退化性疾病如癌症、胃潰瘍、消化困難、脹氣現象、腹瀉和便祕、關節炎、自體免疫疾病，以及前列腺炎、婦科問題、牙齒疾病、阿滋海默症和其他老化過程加快出現……這些還不是全部。

你現在應該懂了，基本上，如果發炎現象在體內長時間存在的話，免疫系統會變得非常脆弱，什麼病都可能出現，或是變得無法控制。

X 症候群

發炎會導致一種新型的疾病，稱爲 X 症候群，而這症候群又會反過來造成更嚴重的發炎。

它之所以被如此命名，是因爲到目前爲止認爲此症候群有四項彼此不相關的要素：胰島素排斥、高血壓、體重過重、高膽固醇。

胰島素排斥是身體無法依照胰島素該有的方式反應，彷彿對胰島素愈來愈麻木。這是導致糖尿病的前因（缺乏胰島素），因爲它會造成胰臟持續釋出胰島素，直到耗盡爲止。胰島素排斥也會導致體重增加，而且經年累月增加的體重很難再降低下來，同時還會覺得疲累與頭暈。

胰島素排斥和 X 症候群都會使身體出現更多的發炎現象，直接或間接影響到各種疾病的進程，因而增加了罹患心臟病與糖尿病等等重大疾病的風險。

一般相信，每三個人裡面就有一個人有 X 症候群，而有胰島素排斥的人更多，這是導因於食用了太多糖分和精緻的澱粉食物。這個現象並不令人感到意外，因爲今日大多數人的主食都是加工處理過的碳水化合物，例如白麵粉、白米、玉米澱粉和糖。

造成慢性發炎的原因

假如我說，慢性發炎的主要原因竟然是出在你的嘴，以及你的一部份的腦袋，你可能會覺得很驚訝。

首先，攝取了過量的精製澱粉類，這包括許多常見的食物，例如麵條、麵包、比薩、蛋糕、餅乾、糖果、巧克力、冷飲，可能會導致血糖不穩定，結果就會造成發炎。

第二，食物經過高溫烹調、殺菌過程，添加了防腐劑、味精、色素和其他化學添加物，會產生毒素，導致發炎。（參考第145頁）

第三，食用了會使你產生過敏反應的食物，也會增加發炎的機會。在台灣最常見到的前五名過敏食物分別是牛奶、蛋、小麥、玉米和芝麻。（詳見第165頁）

第四，食物中的纖維量過低，會降低身體解毒的能力，也可能會造成發炎。

第五，壓力過高的生活型態，包括沮喪、工作過累、脾氣無法控制和其他心理因素等。壓力會釋放出特別的荷爾蒙和化學物質，提高身體發炎的程度。

其他導致發炎現象的原因

壞習慣 各種研究文獻都說得很清楚：抽菸和喝酒都會傷害身體，導致發炎。當你在對抗感冒或是其他疾病時，一定要戒菸戒酒，好讓你的免疫系統發揮全部力量，特別是在對抗像SARS這樣的病毒時。

藥物　諸如阿斯匹靈、減肥藥、安眠藥、胃片等藥物，都會造成包括發炎在內的副作用。醫師處方藥劑對於特定的治療可能有用，但也會增加身體發炎的程度。

衣著　穿上了你會產生過敏反應的衣料，可能會導致炎症。許多化合原料和染料都可能會有這種作用。如果你正在對抗感冒或其他更嚴重的疾病，上床睡覺時盡可能少穿衣物。日本的研究顯示，不穿內衣褲睡覺可以減少許多危害健康的問題產生的機會。

電磁場　電器設備有電磁場，電磁場可能會導致身體發炎。在電腦前工作，使用行動電話，在電扇排氣口下烹調，睡在電時鐘旁，使用電話，在身邊三呎的範圍裡有任何插電的物品，這些都會導致發炎。如果生活在鄰近電源線、發電機或是行動電話基地台的地方，發炎的程度會提高。

家用化學物　化妝品、香水、牙膏、潤髮乳、肥皂，以及含有許多化學物質的家用清潔劑，都會導致發炎。如果你正在對抗嚴重危害健康的疾病，就要避免這些產品。如果你有慢性病，就該改用天然成份的產品。花一點點力氣，就能找到不含毒素的化妝品、香水、牙膏、洗髮精等等。

慢性感染 有許多慢性感染會提高發炎的程度。最常見的是牙齒感染，例如牙床疾病。三十歲以上的成年人有四分之三患有嚴重程度不一的牙床疾病。這是最常見的慢性感染的原因，也是人類最常見的疾病。牙根管也是慢性感染的源由之一，牙根管常常會在牙齒底部留下小袋狀的感染，這也會提高身體的發炎程度，並會導致包括自體免疫疾病在內的嚴重健康問題。若要進行根管治療，務必要牙醫把你的牙齒百分之百處理清潔。

慢性病 包括糖尿病、心臟病、自體免疫疾病、癌症、腎功能問題、高血壓在內的數百種慢性病，都會大大提高發炎的程度。

此外，肌肉與發炎之間也有某種關係。缺乏運動、坐太久、姿勢不良、床太軟、跌倒或其他傷害，都會導致肌肉緊繃，最後變得筋疲力盡。肌肉只能保持緊繃一段時間，就得休息。把手臂舉高一小時，你就會知道那是什麼感覺了：乳酸會堆積，肌肉很痛。

肌肉一旦過度疲倦就會受傷，於是身體產生反應，製造纖維來包覆肌肉，好讓肌肉得以強化並得到放鬆；不過肌肉會失去原本的柔軟與彈性，對於碰到的東西比較沒有反應。很多人的肩膀或頸部肌肉都有過這種痠痛緊繃的經驗，因爲這些肌肉緊繃太久了，

消炎藥的副作用

大部分的人不知道造成發炎的問題所在，或者知道了但不理會，而假如他們當眞願意去面對時，卻又採用讓人害怕的方式來進行。很多人的做法並不是去解決掉可能造成發炎的原因，例如改善牙齦感染、戒除食物中的毒素、食用正確的食物以降低血糖、對抗胰島素排斥或者改善姿勢，而是吃藥。

可體松(cortisone)和非類固醇消炎藥(NSAID)是最常見的消炎藥，但它們的作用是把身體產生發炎能力的速度變慢，而不是從發炎的源頭加以抑制。換句話說，這類消炎藥並不是在幫助你打仗，而是拿走你的武器，讓你無法在戰爭時對抗敵人，於是敵人竟可以爲所欲爲！這又像是想要滅一場因爲炙熱的煤碳而起的大火，卻只是丟條毯子蓋住，一開始火可能會熄了，但最後整條毯子還是會著火，而又得再滅一次火。

消炎藥在醫療上雖然有其重要性，但絕不是健康的生活習慣裡面所應該用的東西！

長期服用消炎藥並且會產生嚴重的副作用，包括消化不良、胃腸潰瘍、睡眠障礙、體重增加、情緒波動、精神疾病、骨質疏鬆症、骨頭壞死、免疫力降低，甚至致死。

而這是對壓力的常見反應。

製造纖維的過程也是另一種慢性發炎的來源。背部、頸部和姿勢等等的問題通常是長期的問題，因此會提加發炎的程度，降低免疫力。(關於保持正確姿勢的方法，請參見第102頁起的說明。)

有趣的是，適度的運動固然有助於加強免疫力，但是過度的運動就不好了。總體來說，運動會造成發炎，並且耗損身體；但身體很懂得如何處理這類的發炎，從我們在子宮裡運動時就會了。

總之，當你得了感冒或正在發燒、腹瀉的時候，暫時不要運動，這樣有助於降低發炎程度。

對抗發炎，加強免疫力

若要保持免疫系統的強健，必須要先做到降低發炎的程度。本書稍後各章節會陸續提到許多保持免疫系統強健的方法，這裡先列出最重要的幾項：

- 不吃超過一百度烹調的出來食物。
- 不吃經過高度加工處理的食物，例如速食或是經化學防腐處理過的食物。

- 不吃任何漂白處理過的食物，包括白麵粉、白米、白玉米澱粉和糖。
- 不吃乳製品。
- 不使用味精、雞肉精粉、鮮雞晶、或魚類製成的調味料，它們都含有會導致發炎的化學調味劑。
- 不喝酒。
- 不吃含 omega 6 的食物（植物油）、飽和脂肪（動物脂肪）、氫化脂肪（麵包店的食物）、以及反式脂肪（trans fats，人造乳瑪琳）。
- 盡可能食用以低溫烹調的天然食品。
- 多吃蛋白質和蔬菜。
- 減少澱粉的攝取量。
- 少吃糖果和太甜的水果。
- 服用高劑量的維他命C、A、E、硒、鋅、松樹皮抗氧化劑（pycnogenol）等抗氧化劑，以及二甲亞楓（DMSO）、MSM（一種DMSO的衍生品）、葡萄糖氨、鯊魚軟骨等營養補充劑。
- 飲食中至少百分之三十是生食，並飲用大量的水。
- 用餐時同時食用新鮮的鳳梨、木瓜，以促進消化。

- 使用橄欖油、亞麻籽油或琉璃苣油，直接淋在沙拉或者烹調過的食物上食用。
- 常吃 omega 3 脂肪酸含量高的食物，特別是鮭魚、鯡魚、沙丁魚、鯖魚、和鱈魚肝油。野生禽類也有比較高的 oemga 3。
- 多吃藥錠形式的大蒜精，或者生食大蒜，一天至少七瓣以上，也可以加在食物上食用。生洋蔥也有助益，但劑量要比大蒜還高。一天至少要吃一大顆洋蔥。
- 許多香料或藥草都能減輕發炎。例如薑、苜蓿芽菜、馬尾草、海帶、山桑子、紫錐花、黃蓮、保哥果（Pau D'arco）、絲蘭（yucca）、紅花苜蓿、小白菊。
- 在食物中添加咖哩粉（但不要用含有濃縮粉的現成速食咖哩）或薑黃（tumeric）。
- 找出你身體無法接受的食物和過敏食物，把它們排除於飲食範圍之外。
- 找出環境中的過敏源，並且予以排除，例如不鋪地毯、不養寵物、使用空氣淨化設備。
- 禁食幾天，不妨嘗試灌腸劑或者大腸水療法。
- 經常藉運動或者蒸汽浴來多多流汗。
- 減少壓力。
- 經常大笑。
- 把這本書讀完。

第 2 篇　健康哪裡來

The Triangle of Health

3 身體、飲食與心靈的關係

六○年代中期，一位美國記者諾曼・卡森（Norman Cousins）罹患了一種無藥可醫的病，僵直性脊椎炎（ankylosing spondylitis）。這種疾病的原因是免疫系統把脊椎視爲身體的外來物，並開始對脊椎發動攻擊。此病非常痛苦且尙無治療方法，唯一能做的是保持良好姿勢好讓骨頭固定在正確位置，使得病人在脊椎骨病變到堅硬的地步時還可以繼續呼吸。

卡森先生下定決心要對抗病魔，他找到一位願意讓他嘗試新療法的醫生。他們認爲卡森是因爲生活品質不佳才因此致病，他一向以來工作過度，常負荷過量的負面情緒。他們推論，如果負面的情緒會導致疾病產生，那麼正面的情緒應該可以讓他遠離疾病。

卡森開始改善飲食習慣，醫生爲他注射大量維他命C減輕發炎症狀，同時卡森先生也重拾讓他心情愉悅的休閒活動。他租了很多喜劇錄影帶，在家裡享受著一整天看電影的輕鬆快樂。他說，十五分鐘開懷大笑可以減輕身體痛苦兩小時。

幾個月後，諾曼·卡森康復了，此事震驚了醫療界。卡森在他的書《疾病的剖析》（*Anatomy of An Illness*）中寫下自己的故事，並成爲ＵＣＬＡ醫學院的講師，向醫生傳授心靈層面在治療過程中的重要。好萊塢把他的故事拍成電影。卡森並且在新興的科學神經精神免疫學（Psychoneuroimmunology）的發展中扮演了重要角色，致力於倡導心靈與免疫系統的關聯。

神經精神免疫學研究發現，我們在生活中每生一個感覺、起一個念頭，腦部都會釋出不同的化學物質和荷爾蒙，足以影響身體健康。在此之前，大部分醫生認爲心靈與身體之間沒有任何關聯，可以想見這個新興科學對醫學界造成的衝擊有多大。

於是有人嘗試結合身體所產生的幾種化學物質，製成能夠直接刺激免疫系統的新藥，這藥就類似人笑了幾個小時後身體所產生的化學物質。可惜這些合成的化學物質非常不穩定，無法實現原來的構想。如果研究者能夠清楚計算一天必須笑多久才能治癒感冒或其他疾病，這個理論也許就能夠付諸實行，但這項研究由於經費問題無法繼續。

神經精神免疫學經過多年研究後認爲，不只是笑具有療效，生活中其他愉悅的情緒也都具有療效。五種感官所帶來的愉悅感受，都會讓身體產生具有療效的化學物質，包括腦內啡（endorphins）：聆聽我們喜歡的音樂、嗅聞令人感覺舒服的味道、擁抱或按摩或撫摸等觸覺動作、品嘗美味食物、觀看美麗的事物等等，都有助於增強免疫系統。

聽覺的療效

聆聽自己所喜歡的聲音，包括音樂、自然界的聲音、甚至我們所愛的人的聲音，可以具有療效。

這項發現帶來了音樂治療的做法。聆聽心愛的音樂時，免疫力會隨著喜好的強度和聆聽的時間而增強。自己演奏樂器或唱歌又比光聽音樂來的更有效，因爲單純的聆聽比較容易注意力渙散。

過去十年來，音樂治療逐漸證明了對老人癡呆症、帕金森氏症、自閉症、高血壓、心臟病、癌症等等疾病具有療效。音樂還可以加快手術後的痊癒、幫助孕婦順利生產、鼓舞軍人上戰場的士氣、促發兒童的溝通能力和語言發展、提升身體健美的程度、緩解憂鬱症狀。

不同類型的音樂對身體具有不同的影響，所以不能認定只有某種音樂才具有療效。聆聽自己不喜歡的音樂會帶來反效果，因此，強迫孩童聽古典音樂或他們不喜歡的音樂可能會減弱孩童的免疫系統。

在美國，伯尼・西格爾(Bernie S. Siegel)醫師率先把這種療法實際用在手術房。他在進行手術時會播放病人所選擇的音樂當作景音樂，結果發現病人的流血量減少，而且比之前痊癒狀況要好。他把他的經驗寫成了《愛・醫藥・奇蹟》一書。

嗅覺與味覺的療效

嗅覺

新近盛行的精油與芳香療法的確有一些道理。我們聞到了覺得舒服的味道，免疫系統會隨之增強。你聞的應該會是你所喜歡的味道，所以重點不在於芳療產品有無療效，而是你喜不喜歡。親密的人的味道也具有療效。如果你實在不喜歡枕邊人的味道，那就買些天然精油來用，因爲精油比傳統香水純淨自然。

味覺

研究指出，品嘗美味食物具有治療效果，因爲吃美食的快樂會增強免疫系統。吃洋芋片和巧克力這些垃圾食物可能也具有療效，因爲可釋放出腦內啡並且平衡腦中血清素。但它們的問題是同時具有造成發炎與癌症的化學物質，也會帶來血糖問題。如果想從美味的食物中獲得最佳的療效，最好學一點烹飪，或至少懂得選擇市面上含毒素最少的美味食物。很多健康食物不含毒素但是很難吃，這樣對增強免疫力也沒什麼大用。

除了食物之外，慢慢享受用餐的環境也非常重要。最理想的情況是能夠與幾個好友伴著音樂用餐，而不是邊吃飯邊看報或聽新聞。

除此之外，有些針對身心關聯所作的研究發現，疾病似乎會依照個人特質而發展出獨特模式，例如：

・因為隱藏了祕密或心事而不說的人，常有甲狀腺疾病或其他頸部疾病。
・過度自我犧牲的人或者生活中充滿怨恨的人，常有膽囊的問題。
・擔負了太多不應該負的責任的人，常有肩膀疾病。
・生殖器官癌症患者常會壓抑性需求，難以達到高潮，或者無法享受性愛。
・胃疾患者常有情緒管理障礙。
・歷經人生重大改變，例如換工作或離婚等，常會出現突發性的背痛。
・太恐懼死亡的人，容易罹患肺癌。
・太在意金錢損失的人，容易罹患腸道疾病或癌症。

這些觀察讓人們對疾病有了新的看法：**心靈、飲食與身體，乃是控制免疫系統的三大要素。**

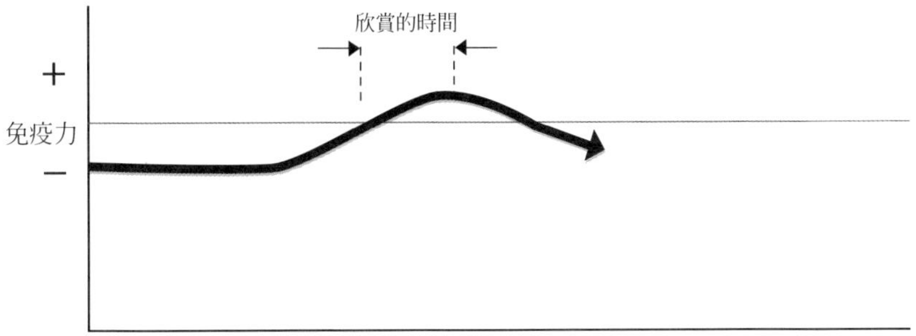

徜徉在美景中，或者欣賞美女帥哥

視覺的療效

欣賞美景與美人

許多科學家著手研究何謂美麗，人爲什麼喜歡美的事物，直到最近我們才有所發現。美，存在於觀看者的眼裡，當我們觀看美麗的事物，免疫系統便會增強。盡量把環境整理得舒服好看，有助於增強免疫系統，盡量觀看美麗事物也很重要——從這個觀念來說，欣賞美女或帥哥也可以加強免疫系統，難怪色情電影工業有生存的空間。

美化居住空間

許多人覺得花錢買精緻家具、花束、藝術品來裝飾房屋不甚明智。說這種話的人家裡不是空蕩蕩就是亂糟糟，等於錯失了生活中最棒的治療方法。

我們每一次睜開雙眼看到四周環境，就重新啓動我們的免疫系統。試想，從灰暗的監獄中醒來與從海邊美景中醒來的感受多麼不同？只要花一點創意，就可以把日常生活環境變得更美好，千萬不要浪費這個機會。

在放假時也盡量去有大自然走走，因爲自然美景對增強免疫力具有無與倫比的效果。

看見陽光

視覺以光爲基礎。沒有光，我們便看不見世界，而光本身也具有療癒力。首先，陽光能夠讓身體增加維他命 D ，避免骨質疏鬆症，日照最少的地區的骨質疏鬆症患者症狀最嚴重。

另外，大腦也需要光來調整生理時鐘並減少憂鬱。研究發現，白血球在光的刺激下更爲活躍。

最近有一位印度人宣稱，陽光不但能治病也能讓人感到飽足。印度媒體報導在喀拉拉的卡里庫特有位六十五歲的馬那克(Hira Ratan Manek)宣稱，他從 1995 年起就沒有吃固體食物，他所有的能量都來自於正確的呼吸方式，加上每天觀看日出與日落。 2000 年 1 月，他在醫生的觀察下進行了 411 天的齋戒，駁斥了懷疑論者的質疑。馬那克認爲所有的食物都含有毒素，所以如果能讓身體盡量吸收不含毒素的自然純粹能量，身體就會越健康。

現在科學家相信，觀看陽光會讓腦子分泌減緩新陳代謝的化學物質，讓新陳代謝率降低到數月不進食的程度。

觸覺的療效

數千年來，按摩一直是一種治療方法，但直到現代我們才得悉其中奧秘：身體在接受輕撫、擁抱或觸摸時，會分泌出增強免疫系統的腦內啡等化學物質。所以擁抱、按摩或是撫摸都對健康有很大的幫助，對孩童尤其如此。

紐約一家醫院有個發現：

一般來說，染上毒癮的孕婦通常會早產，而且新生兒的存活率較低。有一次這家醫院發現有一個早產兒保溫箱的情況特別不同，被放在那個保溫箱裡的嬰兒死亡率很低，而免疫力也比較強。

工作人員找到了原因：每天晚上，有個清潔婦都會把那個保溫箱的嬰兒抱起來，因爲那個位置對她最方便，她的撫摸強化了嬰兒的免疫系統。

不久，醫院開始召募義工來擁抱院裡的所有嬰兒，讓早產兒都能接受這種重建免疫系統的有效治療。

性行爲是一種非常好的撫摸治療方法，也能夠直接讓免疫力增強，關於這個議題，我們稍後會仔細討論(詳見第 xx 頁)。

向三角形找答案

三，是個有趣的數字。兩千五百年前的古希臘時代，數學之父畢達哥拉斯提出了畢氏定律：$a^2+b^2=c^2$，這也就是我們在學校都學過的，三角形的兩邊平方和等於第三邊的平方。除了解決許多數學基本問題之外，畢達哥拉斯說，要解決任何自然界的問題，必須「在三角問題裡找答案」。這一點指出了我們的健康程度必須由三要素共同來決定。

遵循這個理論，我把控制免疫系統的各種因素概括爲三大要素，稱爲「健康三角」，再把每一要素分爲三部分來進一步闡述，如圖。

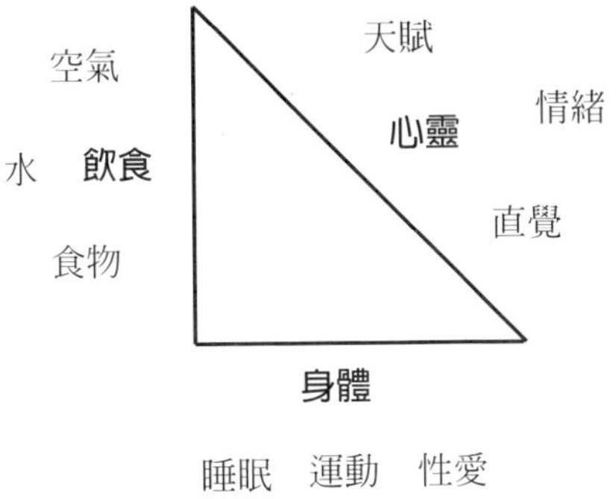

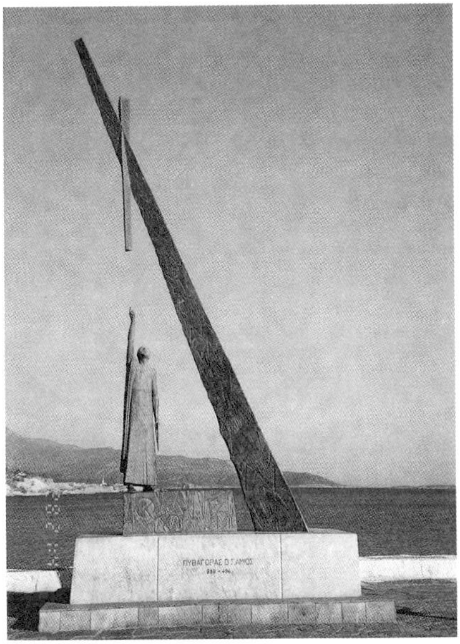

希臘薩摩雅島上的畢達哥拉斯雕像

必須說明的是，影響免疫力系統的因素實在很多，難以在一本書裡全部仔細描述。本書所提出的是其中最明顯、而且一般人很容易就可以調理照顧的九項因素。

三邊互相影響

心靈、身體、飲食，是人類維生的三大要素，三者之間互相影響。我們需要更了解每一項要素來創造健康的最佳狀態，了解如何刺激每一項要素來達到治療的效果，並了解自己需要加強哪一種要素。

心靈，會影響飲食與身體。

如果自律神經系統與荷爾蒙系統造成情緒低落，消化問題也會隨之浮現，會引起營養不足以及姿勢改變，造成肩膀與背部疼痛。心情不好時，我們通常會想吃那種咬起來脆脆的垃圾食物——原因相當有趣，因爲我們其實很想摔東西，於是咀嚼脆脆的食物會有類似摔東西的感受。常吃垃圾食物、速食或其他所謂「安撫情緒」的食物，營養不良的情況就會越嚴重。這些食物會提高身體的發炎程度，也破壞了免疫系統。

飲食，會影響心靈與身體。

吃某些食物會改變我們的感覺與思緒，例如巧克力可提高體內的血清素，讓心情變好；喝咖啡可以讓人不想睡覺；造成過敏的食物甚至會使有些人心智混亂。食用了會引起過敏的食物，有時會導致沮喪、喜怒無常或心智錯亂，因而減低免疫力。飲食直接影響身體，如果所吃的食物裡含有毒素，或者食物中缺乏日常所需的的營養，身體產生發炎現象的機率就會提高，免疫系統會變得比較脆弱。

最後，身體也會影響心靈與飲食。

身體與心靈之間由神經連結，所以，我們改變姿勢的時候，心靈狀態也隨之改變。下次生氣的時候你不妨試著這麼做：找一個廁所之類隱密的地方強迫自己微笑幾分鐘，你會很驚訝發現自己沒有那麼火爆了；如果你難過得想哭，不妨抬頭望著天空三分鐘，就會覺得好多了。身體與心靈的關聯，解釋了爲什麼人們在沮喪的時候身體通常處於不良姿勢。

健康三角是幫助我們更健康的好工具，讓我們了解日常生活中哪些要素影響著我們的健康，我們可以透過這個三角形來認識如何提高自己的療癒能力。

想要達到最高療效，就不能偏廢任何一項要素。只著重其中一項，例如只注意飲食，健康可能會有一些進步，但是必須同時注意其他面向才能眞正解決問題。認眞執行其中兩項要素，例如飲食與身體，也許就足夠療癒身體並改變思維。

想要做到百分之百也許很難，畢竟我們生活在一個環境已受污染的世界，不可能在飲食這項要素中做到完美，而睡眠、運動和性愛等狀況大概也都不可能完美。心靈方面也一樣，我們不會永遠有快樂的心情。

然而，我們還是必須三管齊下，因爲唯有這樣，我們才能在萬一飲食不良、睡眠品質不佳或是碰到裁員之類的痛苦情緒時，還是能維持健康。

健康三角讓我們知道，處於重度壓力或情緒不好的狀態下，我們仍可以用良好的飲食喝水、呼吸新鮮空氣、充分睡眠、足夠的運動與性愛等做法來維持健康。

如果我們的飲食狀況很差，那麼保持快樂、維持良好睡眠和足夠的運動與性愛也仍能讓我們維持生存。換句話說，如果你想吃一點不健康的食物，例如烤肉或油炸食物，你最好就做些讓自己快樂的事情。

補充健康三角的不足

這個「健康三角」的概念淺顯易懂，也很容易就能應用在生活裡，不過，它沒有提供一項線索：需求量。我們不知道自己在這些個因素上面分別需要多少的量才足夠。我們頭上眞的需要有一個量尺之類的設計來讓我們知道，我們的免疫系統在不同時刻到底有多強或有多弱，然後告訴我們該吃哪些食物、還需要多少的快樂、該做多少的愛。

爲了讓健康三角發揮作用，你應該仔細聽一聽身體對你說了什麼話——事實上，身體不斷在用各種方式向我們表達它的同意或抗議，問題在於你有沒有聽到身體的聲音。

比方說，**生病往往是因爲身體在警告我們，它並不滿意我們這一陣子以來的生活方式**。

想要傾聽身體說了什麼話，在這件事上，科學至今還幫不上什麼忙。我們只能尋找另類方式來支援。

肌肉測試法

幾千年來，人類一直在使用一種能與身體溝通的方法，過去都稱它爲「卜杖求問法」(the Dowsing method)，而隨著對此方法的逐漸認識，今日稱呼它爲「肌肉測試法」(Muscle testing)，因爲這和肌肉的協調有關。

肌肉運動的基礎是「協調」。我們要做出某個動作時，例如要揮桿打高爾夫，假如我們是集中了精神再揮出桿子，結果會打得比較好，因爲專注可以提高肌肉的協調程度。換句話說，我們肌肉的力量會隨著我們心中所想到的東西而有強弱的變化，因爲肌肉的強度是由腦子裡的協調中心在決定。這個肌肉協調中心並不受意識的控制，卻是由潛意識所主掌的自動動作。

這個由潛意識主控的中心，與身體各部份都有連結，它知道身體的健康情況，也知道身體需要採用什麼樣的治療方式來恢復或維持健康。比方說，我們問一個關於健康的問題，自己是不是對某項食物過敏，回答後，測試肌肉的強度，再問另一個問題，回答，再測試肌肉。我們的肌肉強度會隨著對那個問題的答案而有變化。此法可用來測試數不盡的問題，所得結果極為驚人；我曾經看過罹患重病的人在用這方法測試自己以後，從原本的無藥可醫變成完全康復。

這項測試法是一扇幫助我們窺見自己體內世界的窗戶。我們可以用它來檢驗自己到底在這健康三角的三邊各需要補充多少或做些調整：

我所處的環境的空氣品質如何？改善到什麼程度就足夠？
我所喝的水的品質如何？我們所做的調整有沒有達到效果呢？
我的身體需要哪些營養？攝取多少就夠？我對哪些食物過敏，該避開不吃？
我需要多少睡眠？應該在什麼時間上床睡覺？
我適合做哪一種運動？我需要多少運動量？
我需要多少的性愛呢？現在的頻率夠不夠？
我在工作時，免疫系統受到了多少影響？在家時、在玩樂時的情況又如何？
我的情緒起伏對於免疫系統造成什麼程度的傷害？假如我願意排除不良的情緒，真的就能提高免疫力嗎？

用這種問答的方式，我們可以馬上「聽到」身體對我們說話。

聽，你的身體在說話……

不過，這套方法很難光靠讀一本書就自習學會。我在我的直覺訓練課程裡會教授這測試法，它需要實地練習多次才學得來。爲了彌補這個難處，我在這本書裡用一個小方法來達到類似的效果：我把多年來在許多人身上所測得的結果彙整起來，觀察出一些普遍的模式，依照這些模式畫出了一些小圖，用圖來說明一般人在日常生活裡因爲做了什麼事而馬上就影響了免疫系統。

這些「身體說話圖」將會分布在全書的相關章節。在第55頁已經先出現一個了。以下就說明如何看懂它的意義。

「身體說話圖」（如下頁圖示）的中央有一條細的橫線，代表的是免疫系統爲了讓身體健康所必須維持的基本程度。較粗的不規則曲線則代表免疫系統在各種情況下的表現。假如曲線往下走，穿過了中央線，表示免疫力在變弱，可能會覺得不舒服甚至生病；曲線愈往下，你愈容易生病。假如曲線往上走，表示身體得到了治療，越往上，表示身體康復的速度越快。

以下頁的這個圖例來說，它的意思是，某人到了該下班的時間還在超時工作，他漸漸覺得累的時候，免疫力就開始往下降，他如果還繼續加班工作，免疫力就會一直往下降。

這些「身體說話圖」所顯示的是一般情況，大致上可以描述一般的模式。但不同的人確實會有程度上的差異。例如音樂對於A很有療效，可是B從音樂得到的療效沒有那麼高，卻必須在藝術創作中才能得到相同的效果。假如你想要精確知道自己在特定情況下的反應，不妨去諮詢一位懂得這項肌肉測試法的人，當然也可以上課學習這門技巧。

從測試所得到的準確度如何，多少會因爲每一個人對於身體的運作方式有多少了解而有所不同，畢竟這些問題是由意識心靈所提出來的。從經驗中發現，越是了解免疫系統的運作原理和健康三角的概念的人，所測得的結果就越準確。

說到這裡，必須先了解神經系統的作用。第二章曾提到，身體遇到了狀況時，就會動用免疫系統來解決問題，然而免疫系統會因爲神經系統在壓力之下的反應而得到加

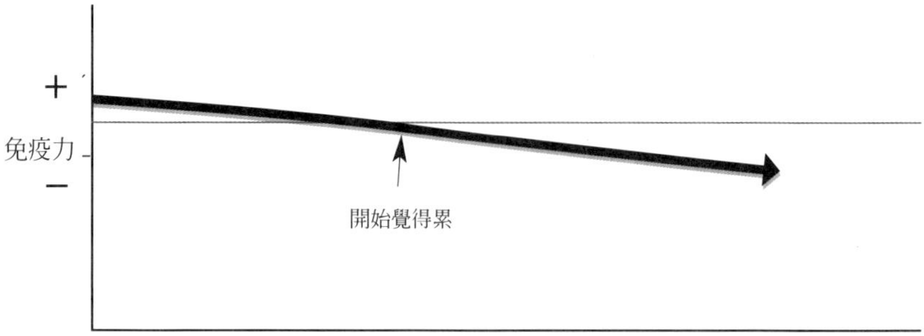

工作超時，已經很累了還沒有休息

強或抑制。

這個感受到壓力的神經系統是所謂的「自動神經系統」。自動神經系統包含兩部份：一個是在處於壓力時會起作用的「交感神經系統」（SNS）；另一個是只在吃東西、睡覺和性交等三種情況下發揮作用的「副交感神經系統」（PNS）。

身體的保護系統：交感神經

對照下面兩頁的表，你可能覺得交感神經系統是身體的破壞份子，並且納悶它爲什麼要存在。的確，交感神經系統不但提高血糖和血壓，還會讓身體發炎現象更嚴重，增加心跳率，減緩消化速度與能力，並且降低免疫力。

但是，交感神經系統的黑臉角色並不是沒有道理的，它是「先反擊再逃跑反應」（fight and flight reaction）的核心。

人體的結構相當古老。在史前時代，人類生活在原始的環境中，經常面臨許多挑戰與生命危險，往往必須在獅子或熊的攻擊或戰爭等等威脅生存的暴力情況時加以防禦。在生命面臨危機的情況下，身體的反應必須夠快才能生存，體內的血液必須從消化系統及內臟輸往大肌肉，血糖與心跳率升高可以幫助肌肉發揮更強大的力量，這樣才能有力量逃離危險或反擊攻擊對象。因此，在處於危險時，交感神經系統就是身體的救星。

	增加	減少
交感神經系統（SNS）	血糖 身體發炎程度 血壓 心跳率 消化系統的黏液 呼吸率 流汗 皮脂分泌 可體松等破壞性荷爾蒙的分泌 荷爾蒙系統失調	消化酶分泌 食物經過消化道的速度 消化率 到達重要器官的血流量
副交感神經系統（PNS）	消化酶分泌 消化速度與程度 食物通過消化道的速度 身體排泄廢物與體內環保的功能 療癒力增加，免疫系統增強 白血球活躍 增進重要器官循環 腎功能與尿分泌	血糖 身體發炎程度 心跳率 血壓

	啓動	特殊作用	整體作用
減緩療效、破壞免疫系統 減緩白血球的活動 腎功能與尿分泌 減少或停止製造排泄物或其他體內環保活動	壓力、恐懼、氣憤、憂鬱、焦慮、沮喪、忌妒、憂傷等等。	主掌性興奮中高潮的部分	降低免疫系統的防禦能力，減緩療癒力。

	啓動	特殊作用	整體作用
呼吸率 肌肉結實 流汗與皮脂分泌 可體松與其他有害荷爾蒙的分泌 平衡性荷爾蒙與身體荷爾蒙系統	只有三項，睡眠、飲食與性愛	主掌性興奮中的勃起	強化免疫系統 加速療癒能力

在極度危險的狀況下，交感神經系統可以救命。現代的安逸生活看似不需要它，問題是，活在現代「文明」社會中的我們，所遭遇的危險比數千年前隱微，因此交感神經系統經常會反應過度。身體會不斷對永無止境的壓力做出反應，這些壓力包括：被鬧鐘驚醒，上班塞車，發生重大事件，股票下跌，工作緊張，私人關係的衝突等等，這跟古人逃離獅子是一樣的壓力。古代人類可能一個星期或一個月才會碰到一隻獅子，但現代人的壓力則幾秒鐘就可能出現一次。交感神經系統假如不斷運作，會減弱免疫系統，並加快疾病的發展。所以需要減少壓力。

人體能夠承受一定程度的壓力，事實上，有一些壓力有助於我們專心並且行動更積極。但是無止境的工作、最後期限、寂寞感、感情問題、人際問題、股票損失等等，壓力一層疊一層，變成了習慣。久而久之，健康將會因此付出代價。

身體的療癒系統：副交感神經

跟交感神經系統相反，副交感神經系統是人體的主要療癒系統。交感神經會提高血糖並提高發炎程度，副交感系統則降低血糖並減緩發炎。交感神經系統使消化減速，弱化免疫系統，副交感神經系統則增強消化能力並強化免疫系統。

副交感神經系統增加消化道中的酸性和消化液，加速腸胃蠕動。副交感神經系統則使得消化過程正常，使營養可以被消化然後由血液吸收。副交感神經系統一旦開始運作，消化系統就會維持健康狀態，讓人體吸收所有營養。吃飯時一定要避免負面情緒。

副交感神經系統是非常敏感的系統，光是冒出了「想吃東西」這個念頭就足以啓動這個系統。但是，如果有了負面情緒，交感神經系統就會介入，副交感神經系統的健康影響也會停止。

爲了要達到身體最佳的療癒效果，在進食的時候應該要避免談論會造成壓力的話題。笑是很好的消化工具，因爲它會讓心情放鬆也讓消化道運作得更順暢。如果能夠輕鬆進食，吃飯就會成爲具有療癒功能的一個要素。

此外，咀嚼也可以增加副交感神經系統的作用，換句話說也就是有療效。要把咀嚼當作飲食的一環，養成習慣，細嚼慢嚥。有人說每一口要嚼二十次以上，事實上，每一口的咀嚼次數愈多愈好，三十次、五十次，嚼到一百次更好。

副交感神經系統還會提供身體及腦部淨化的功能。例如，腎臟在加速清血時，尿的分泌會增加。如果想加強腎功能，就要讓副交感神經系統運作起來。事實上，不管身體任何器官有問題，包括皮膚在內，副交感神經系統都是治療疾病的關鍵。

副交感神經系統能夠讓白血球更強悍，其中原因不明，但相當重要，因爲一旦我們感冒了或遇到其他傳染疾病時，療癒力的強度便來自白血球的力量。最能夠讓身體療效增強的方法，就是多做一些能讓副交感神經系統活絡的活動。

減少壓力，控制交感神經系統

要使免疫系統達到最高效能，很重要的一件事是減少壓力，以控制交感神經系統。讀到這裡，你可能以爲只要保持愉快、避免壓力就夠了，這並不完全正確。交感神經系統並不會因爲你保持好心情就完全停止不動。各種壓力與負面情緒不會因此消失，我們還是必須處理它們。以下是幾項建議：

一、**重新找到生活中的平衡點**。

如果你工作時間很長，壓力會一直累積而且很難恢復，所以你得撥點時間給家人、朋友，要花時間運動、休息，做些快樂的休閒活動。

二、**建立自信**。

個人成長與釐清思想，對於控制壓力是很重要的。很多人在起床到上班前這段時間，光是想到「要上班」就會覺得很有壓力。但如果你能調整思想，把人生當成是上帝交給你的使命，工作是上帝交代的任務，你就會改變。

三、**學習溝通技巧**。

很多壓力來自於溝通障礙所導致的憤怒與沮喪。人人有不同的溝通模式，需要花時間與訓練才能具備溝通技巧，增加溝通效率。現在有很多溝通訓練的書籍與課程，這是對於減少壓力的一項好投資，它也會增強免疫系統。

四、**學著換一個角度看事情**。

人們常會在當下對事情反應過度，事後看來卻是芝麻小事。解決這問題的好方法是不要誇大自己的處境與問題，想一想這些事情在十年後還很重要嗎？現在要你回想十年前的問題，你可能想不起來。牢記一句話：所有事情都會過去。

五、**不要輕易放棄**。

如果你覺得自己處在無法解決的沮喪情境中，例如景氣不好或是緊張的親密關係，你的健康就會受到威脅。覺得自己陷在困境中無法掙脫，是對免疫系統最具破壞力的情況之一。有時候我們無法找到立即見效的方法，但絕對不要絕望，給自己一點時間，祈禱解決方式的出現，但絕對不要放棄。世界上是有奇蹟存在的。

六、**做一些讓腦袋沒時間想煩惱的事情**。

嘗試冥想、打坐、開懷大笑、跳舞、性愛、與朋友清談哲學、從事你的嗜好活動（最好是需要運用創意的嗜好）。關鍵不在於你做什麼，而是你如何做。不管做什麼，都要全心投入，最好專心到把自己和時間都拋在腦後。

七、**度假或旅遊，接近大自然**。

看海、看山、看樹可以讓你放慢心靈節奏。休閒時多到公園或大自然中走走，野餐、爬山、賞鳥、划船、釣魚、或任何與自然有關的事情。看電影、閱讀、聽音樂的減壓效果沒有這麼好，因爲注意力比較容易分散。很多電影、書本或音樂很無聊，無聊的感覺會導致憂鬱，也會造成壓力。

八、**學習新事物**。

如果你以前喜歡的嗜好現在做來卻備感無聊，就換個新鮮事來做吧。找個晚間或週末的課程去上。你必須持續嘗試不同的嗜好，才能找到最適合你的活動；如果找不到你有興趣的課程，那就想辦法找志同道合的朋友，讓朋友帶領你進入新活動。

忘了本書其他部分沒關係，但請謹記這一點：盡量減少負面壓力對身體造成的影響，多多讓副交感神經系統活絡，這可以預防許多健康問題，甚至直接治病。這是個不需要醫學學位就可以做的有效療法，不花一毛醫藥費在家裡就可以執行。

二十分鐘，調節免疫力

前面提到，我們無法直接控制自律神經系統。你沒辦法指揮你的血壓叫它下降，你只能間接控制它。但在經過冥想或徹底放鬆後，血壓會慢慢下降。從我們出於意識採取某項動作或行爲，到自律神經系統產生反應，這中間的時間至少需要二十分鐘。

此外，想從愉悅的心情中得到療效，必須維持二十分鐘的好心情。二十分鐘的療程可讓免疫系統升高兩小時。時間越長，免疫系統增強越多，維持越久，比例大約是一比三：一小時的快樂大約製造三小時的身體療效。越快樂，療效越好。

這項二十分鐘法則，對於副交感神經系統的療癒方法很有效。小睡二十分鐘後，你會覺得精神舒爽許多。吃飯時細嚼慢嚥二十分鐘，做愛時也盡量在到達高潮前保持興奮狀態二十分鐘以上，如此才能獲得充分的療癒效果。下次感冒就試試這個：早一點上床，與你的伴侶慢慢歡愛一場，你會驚訝於自己康復的速度（關於性愛的治療力，請見第122頁起的相關內容）。

笑也會使身體釋出具有療效的化學物質，達到類似性愛的效果，但同樣也需要持續二十分鐘以上才能釋放它的潛能。

全身心的免疫

如同前面提到的，如果你做了些讓自己感到快樂的事情，這時倒也可以稍微縱容自己吃一些不太健康的食物，像是甜點、油炸食物或麵包。

沒有時間睡好覺或無法擁有美滿性關係的人，就需要確保飲食正常，盡量呼吸新鮮空氣、飲用乾淨水源，做自己喜歡做的事情。很多人瑞都如此保健身體，他們通常都很快樂，即使不太重視飲食也能過著健康的生活。研究指出，結婚的夫妻比單身者長壽，主要是因爲他們感覺被愛，所以比較快樂。

如果沒辦法照顧到身體與飲食兩項要素，就要從心靈著手了。心靈是最主要的健康要素，在獲得了充分刺激以後，心靈可以創造奇蹟。這可以說明爲什麼有些人即使飲食狀況不佳、也沒有良好的生活方式，卻仍能長壽。

如果我們熱愛自己的工作，身體會自行消除掉因爲不良飲食而來的發炎現象。

關鍵在於我們熱愛工作的程度多高，以

飲食、睡眠、性：三種最自然的療法

只有三種方法能夠啓動副交感神經系統的療癒能力：飲食、睡眠、性愛。

聽起來有點怪吧？想想看，人類生存依賴的是三項基本要素：食物、遮蔽、繁衍；沒有這三項，人類就會絕滅。再想一想，人們生活中實際上最常做那些事情？飲食、睡眠，以及不定期的性愛。

也就是說，我們每天所做的能夠獲得自然療癒力的事情，也正是我們的生命基礎。

及這種正面情緒的時間維持多長。如果只是暫時的快樂，身體不久之後仍會發生問題；相反的，如果你覺得自己做的是一生的志業，那麼身體就會產生療癒力，你就不必嚴格遵循健康飲食的要求。已故的德勒莎修女，在不佳的飲食與環境下勞累工作，還是可以保有健康並維持長壽，因為她對於自己的任務懷抱無比的熱情。

很多老人家原本很健康，卻在退休之後就病倒或是很快就過世。對這些人來說工作是快樂的，或至少讓他們覺得自己有用，這種心情可以把不良飲食與生活方式對身體造成的傷害給抵消掉。一旦停止工作，生存動力隨之停止。所以說，培養工作以外的興趣就變得相當重要，可以讓你為退休生活做準備。興趣像是備用電池，可以讓你活到自然壽命結束為止。

身體、飲食與心靈相互之間的關係，以及它們與免疫力之間的關係，正是接下來幾章所要仔細探討的內容。

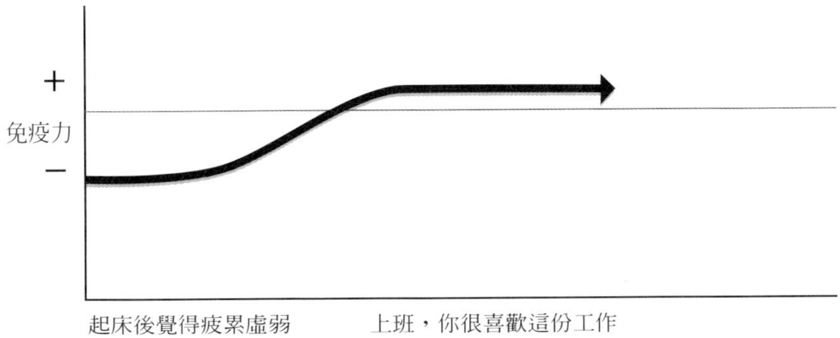
+
免疫力
−
起床後覺得疲累虛弱
上班，你很喜歡這份工作

各種音樂的療效

各種類型的音樂在不同的情境中發揮各自的效果：

・需要能量與動力的時候，舞曲可以幫助你。

・覺得寂寞、需要感覺有人愛的時候，可以聽流行歌曲和曲調哀傷的傳統戲曲。

・需要用腦清晰思考的時候，古典音樂最有用。

・想要刺激創意的時候，就聽爵士樂。

・因爲壓力沈重而需要放鬆時，或者心情沮喪、悲觀時，聽聽宗教音樂或新世紀音樂會有幫助。甚至聽雨聲、海濤等等大自然的聲音都有用。

儘管聆聽音樂就有療效，但自己演奏樂器或唱歌又更有效，因爲單純的聆聽比較容易注意力渙散。

年輕時我曾加入一個演奏加勒比海音樂的樂團，還差點與一家知名唱片公司簽約，但我父親希望我去讀醫學院，因此我的音樂事業只好作罷。那段時間我自己會製作一種鋼鼓。這是把大型汽油桶拿來敲打成形，在鼓面上各位置可敲擊出各個音階。

在所有的樂器裡面，鼓最容易學；不需要懂樂理，只需要有節奏感。我現在把鋼鼓拿來當上音樂治療課時的教具，很多人不出幾分鐘一學就會。

4　你的免疫力有多強？

我們用一個級數量表來衡量免疫系統的強度，強度從一到十，一表示最差，十表示最好。以下從一到十分成四種，分別是級數十、級數八到九、級數五到七、級數一到四。根據以下的描述，判斷你的情況屬於哪一範圍。

在此必須強調一點：免疫力要分兩種來談。一種是生理的；另一種是你的生活情境造成的結果，這包括了你由人際關係、工作、運動、睡眠習慣與飲食造成的整體生活方式，由於這會影響到大部分的日常生活，所以這一種比較重要。這種基本的免疫力等級會隨著每天不同的生活而改變。

先閱讀以下敍述，判斷自己的狀況是屬於A、B、C、D的哪一個等級。（我在我的直覺訓練課程裡，會教授一種不必經由猜測而可以準確判斷免疫力等級的方法，這個方法可用來檢視各種因素如何影響到免疫力。對數千人做過測試之後，我觀察出幾種模式，整理如下，幾乎可用這些標準來檢視所有人。）

A，級數十：免疫系統的最高等級

這是一種全然的滿足與快感，你會喪失時間感、忘卻煩憂，感受到身體放射出來的純粹愉悅。有點像是初吻、中了樂透大獎、躺在小島的海邊邊聽音樂邊看美景、再加上人生中所有其他美妙的時刻的總合。許多宗教都討論如何達到這種境界，例如佛教中的涅槃。在這種境界不會感到生氣或憂傷，心中沒有負擔也沒有期望，當下所擁有的事物就會讓我們相當快樂。

達到了這種境界，身體就不會生病，假使健康出狀況身體也會很快自行修復。如果你頭痛，你趕緊去做一件能讓你達到A級的事情，頭痛會馬上消失。你感冒了，就以A級的方式生活，感冒也會在幾小時內康復。

取得並維持A級能力，是維持健康擁有美好人生的不二法門，大家都應該以達到這個境界爲日常的生活目標，這樣可以也激發免疫系統的潛能。

B，級數八到九：免疫系統次佳的等級

非常享受工作，但總是感覺時間不夠用。談戀愛時也有這種感覺，但感情總是同時帶來快樂與痛苦。當我們有錢想買某樣東西，但最後因爲怕第二天會沒工作而沒有買的

時候就會有這種感覺。

處在這個等級的人，大致上蠻快樂的，但常常夢想自己可以去度長假、談戀愛、變有錢，或就只是夢想放幾天假。

這個等級的人不太生病，可能偶而會感冒，可能偶而出現高血壓與血糖不穩定的毛病，或是頭痛、輕微背痛等不太嚴重的毛病，但如果不及早處理，日後可能會演變成嚴重的健康問題。

在這一級的人覺得自己蠻快樂的，也滿意眼前的生活，但同時也覺得生活還可以更好。

大約百分之十五的人屬於這個等級。其餘的多數人應該要以進入此一等級為目標，這樣才能讓身體大部分時間都有健康的免疫力，進而追求達到最高的等級。

C，級數五到七：第三個免疫力等級

覺得被生活困住，可能是待業中、做著自己不喜歡但酬勞還可以的工作，也就是說，過著選擇項不多的生活。在人際關係方面，也許沒有親密關係，也許關係很乏味或無法得到心靈的滿足，往往下班後不想直接回家面對爭執。

處在這個等級的人，被問到人生中想要做什麼時，可能很難答得出來，因為他們眞的不知道自己想要什麼，彷彿害怕擁有夢想。

屬於這個等級的人，常常感冒，整體的健康狀況不太好。背痛、心臟疾病、皮膚病等等小病不斷，需要常常看醫生。感冒總要拖很久才會痊癒，藥物對健康問題似乎也沒有太大作用。

很多人都屬於這個等級，大概是大部分的人吧。萬一生了慢性病，會危害到這個等級的人的健康，所以，此等級的目標是要改變自己的生活方式，以達到等級B。

D，級數一到四：免疫能力最低的等級

人生彷彿陷入困境，覺得生活中毫無樂趣，常常覺得憂鬱。你可能沒有工作，或是做著自己不喜歡的工作。你的人際關係毫無樂趣可言，常負擔過重的責任，常常出現沒有希望的感覺。如果被問到人生的期待是什麼，你可能不敢回答，甚至會想哭。你常常對自己的人生感到憤怒，也常出現自殺的念頭。

你的健康狀況整體而言並不好。你可能有一個以上可能的健康問題，像是心臟病、潰瘍、癌症或是退化問題，即使暫時得以康復，很可能還是會復發或惡化。你的健康越來越差，常感到疲倦。

患有重大疾病或慢性病的人的免疫力通常屬於此範圍，人數至少佔了總人口的百分之三十。屬於此範圍的人，應該以治療身體爲目標，讓身體免疫力到達級數八以上。

判定了自己屬於什麼數值之後，就試著回想這些問題：

你的免疫力在其他等級的時候是什麼感覺？

你上次到達級數十、八、六、四，分別是什麼時候？

你記得自己的身體處在不同級數時候的不同感覺嗎？

然後，從現在開始，一天裡的不同時刻都問問自己處於哪一個免疫等級。醒來的時候，你是哪一等級？工作中的你情況如何？如果你一直觀察與詢問自己這個問題，你就會開始了解是哪些因素影響了你的免疫系統，使它增強或變弱。

如果你的級數一直都在八到九，本書接下來幾章所提供的資訊，可以讓你在生活稍微紊亂的時候還能保持這個等級，讓你你認識到你要多花一點時間從事休閒活動，發展健康的人際關係，並且多點休息時間。

也許你需要重新檢視的是，你眞的値得花那麼多時間認眞的工作嗎？賺多少錢才會快樂？你需要過簡單一點的生活，一種不會花費很多但能讓你快樂、有更多時間發展潛能，並且享受人生的生活方式。

如果你一直在級數五到七，本書接下來幾章所提供的資訊，可以幫助你在很快就提升到級數八到九，甚至到達十。你需要花時間追求成長，認識自己的能力何在，認清自己的人生目標。這是個嚴肅而困難的任務，也需要努力，因爲你必須做相關的改變。閱讀本書以後，請也去讀讀其他關於自我治療的書，或者參加自我成長的課程，多學一些低溫料理的嘗試與營養知識，思索能不能展開新工作或新事業，並仔細檢視人際關係裡的問題，或者脫離某些關係。

如果你一直處於級數一到四，本書接下來幾章所提供的資訊，可以幫助你在短期內上升級數。

然而，如果你眞心想強化免疫系統，你就必須下定決心做一些改變，認眞執行那些能讓你重獲自由與恢復健康的事。很多人沒有勇氣改變人生，例如選擇離婚，或過一段經濟較爲貧乏的生活，或重返校園讀書，或絕口不吃平常愛吃但有毒素的美食。如果你是這樣的人，希望本書對你有所啓發，讓你覺察自己的問題，並利用書中方法來恢復你的免疫系統，或刺激你想要尋求幫助。

處在此等級的人，當然可以自己完成治療並往上提升，但如果有專業協助會更容易一點。不妨去找一位或幾位的營養、生理、情緒、心靈的治療師來協助你。

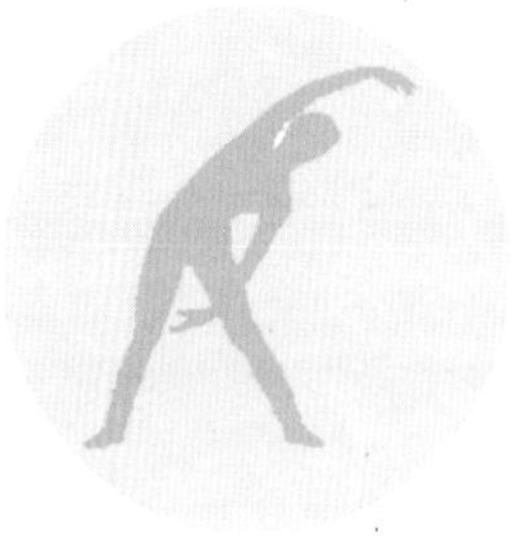

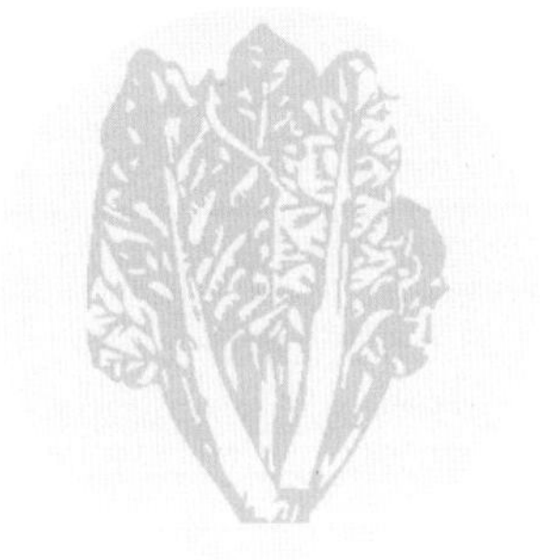

part 2 如何聽身體說話

Science is so far very limited in helping us listen to the body, so we need to look beyond science. There is a way to communicate and listen to our bodies used for thousands of years by people all over the world. This method has been traditionally called dowsing, but is now often called muscle testing, as it has become better understood. The strength of our muscles is based on coordination. When we concentrate on some action, such as hitting a golf ball, we hit better than when we don’ t concentrate because focusing our minds improves coordination. In other words, our muscle strength is changeable depending on what we think about and controlled by the coordination centers of the brain.

第 3 篇　身體

The Body Factor

5 睡眠

「三分之二的美國人有睡眠問題。」

美國國家睡眠基金會

對於強化免疫系統來說，睡眠是很重要的，它是三種眞正能被稱爲自然療法的方法之一。每天早上醒來以後，經由睡眠所修復的免疫力可以維持半天。

睡眠會啓動副交感神經系統來治癒身體的毛病。假如沒有睡眠這一項重要的免疫系統動力，會造成嚴重問題。無法入眠、睡眠品質不佳或睡眠不足，會使疾病不容易康復，治療力變差，並且加速發病過程，加速老化，同時使心理健康問題惡化，包括情緒不佳、憂鬱等等許多問題。

睡眠到底有多重要？許多研究顯示，剝奪睡眠超過兩個星期會導致死亡。

假如你覺得自己快感冒了、體力不支、出現腹瀉或者輕微發燒，第一步就是多睡一點，從第一天開始，晚上九點或更早一點就上床；即使你還睡不著，也要安靜躺著。不受干擾對免疫系統是有幫助的，所以要把電話、電腦、電視和收音機都關掉，一定要完全不受干擾——如果感冒轉趨嚴重，或甚至感染了SARS病毒，立即採取這個休息對策，說不定會救你一命，因爲睡眠會使你的免疫系統從一開始就佔上風。

正常的就寢時間

大家都知道每天都應該要睡飽（七到十一小時，因人而異），但不是人人能如願、天天能如願。如果你眞想好好利用睡眠來提升免疫力，就試著跟隨太陽的升起與落下來調整睡眠。日落就睡，日出即起。不到幾天你就會發現自己的身體放鬆了，而你的治療力也增加了。

無法睡好覺的人，以下幾個方法對你應該會有幫助。

首先，腦部的循環約爲兩小時。你必須**找出自己的睡眠時間**，也就是每天同樣的上床時間。如果超過這個時間還沒就寢，就可能必須再等兩個小時才能入睡。

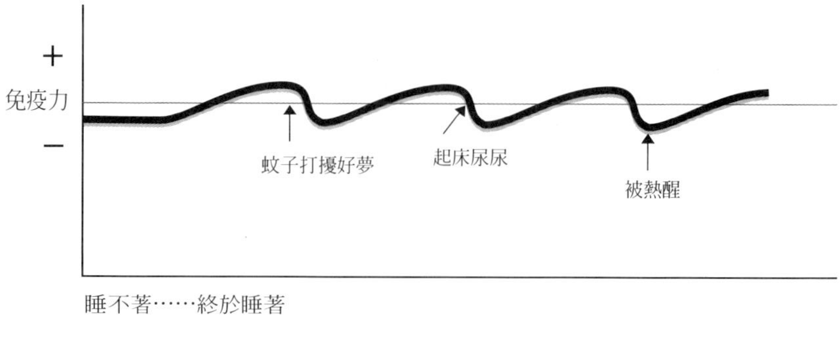

睡不著……終於睡著

有一個方法可以幫助你找出你的正常睡眠時間。傍晚（七點左右）開始，就躺在床上放鬆休息，看一本不是很有趣的書。別忘了關上電話！注意自己大約什麼時候開始有睡意，然後就躺下睡覺。重複幾天，比較你每天入睡的時間，找出一個模式來。一旦找到了你的睡眠時間，就好好利用它，在這個時間之前半小時就上床，你才有時間放鬆而不會錯過睡眠時間。

不要根據電視節目的播出時段來設定你的睡眠時間，譬如每晚都要看完十一點的夜間新聞才肯上床。如果有喜歡的節目就把它錄下來，別浪費你的最佳睡眠時間。你的自然睡眠時間不太會符合媒體或社會所設定的時間。

如果能養成習慣，掌握正常睡眠時間，你會發現你想在什麼時間起床都很容易，不需鬧鐘幫忙——只需要一點練習。這練習很簡單，就是在睡前告訴自己想要在幾點鐘起床。如果起床和入睡之間有足夠的睡眠時間，你就會準時起床。這也可以幫助你發現自己要睡多久才算睡得好，這不是每一個人都一樣的。

此外，以下有一些建議幫助你睡得好一些：

不要餓肚子睡覺，因爲夜裡血糖會降低，使你醒過來。晚餐只吃蛋白質食物和蔬菜，盡量避免吸收澱粉類和甜食。

- 有些人在睡前喝一杯葡萄汁會有助於入眠。
- 睡前不要看電視。就寢前給自己兩個小時的時間放鬆，不要接受精神與心智的刺激。
- 注意身體保暖，視情況多穿點衣服，包括襪子。
- 注意室內的涼爽程度，不要太熱也不要太冷。
- 讓室內氧氣的流通良好，可打開空調，或開窗讓外面的空氣進入室內。
- 室內要保持黑暗，才不致因爲清晨的光線刺激而太早醒來。輪班工作者可能無法做到，這時得想辦法解決。另外，留一盞小燈，萬一半夜要上廁所就不需要打開太亮的燈。
- 有些人的問題在於床墊太軟。好的床墊是，躺下時你的背部仍然保持直挺，而不是整個身體感覺往下沉。木床板上放置兩吋厚的純棉日式床墊，是最理想的做法。避免用彈簧床。健康的枕頭應該要足夠支撐頸部，但不會太軟。後面會有更多關於床和枕頭的建議。
- 讓床變成只供睡覺的聖地。不要在床上看電視、做功課、討論事情或談論不愉快的事情。
- 保持室內乾淨，沒有異味、塵埃或寵物的毛。

- 不妨服用褪黑激素，這種藥物已經過證明確實能有效幫助自然入睡。
- 聲音會影響睡眠品質。如果住在吵雜的區域，睡覺時塞上耳塞。另外，就寢前拔掉電話線或關閉其他聲音干擾的來源。
- 睡前看一本可以幫助放鬆的書，例如心靈成長類的書籍。
- 電磁場會影響睡眠，干擾正常腦部運作，使免疫系統功能降低。注意，不要讓插電的電子類器物放在身體四周一公尺以內的地方。
- 避免服用安眠藥物，此類藥物會使人上癮，也會造成不良副作用。
- 就寢前幾個小時避免喝咖啡、可樂等含咖啡因的東西，也不要服用營養藥品。
- 就寢前不要喝含有酒精的飲品。酒精雖然會使人昏昏欲睡，但是對睡眠品質有負面影響。
- 就寢前兩小時不要喝任何流質。
- 睡前洗個熱水澡。泡在熱水裡，像在洗蒸汽浴一樣，對於放鬆很有幫助。
- 睡前做按摩。
- 睡前做一點運動，讓自己疲累而容易入睡。
- 與你同床的人最好是可以放鬆的人，是你願意一起睡的人。如果沒有解決方法，也許應該各自睡一張床，或單獨睡一間房。

・睡前做愛，已經證明是有助於獲得良好睡眠品質的有效方法。

・許多人無法入睡，是因爲白天的事件仍縈繞在腦中，腦子關不起來。對此，有許多方式可以改善。在你的正常睡眠時間之前，花半個小時從事有創意的嗜好，例如唱歌就是清空腦袋並忘懷困擾的良方。

・做些和緩的呼吸運動，見接下來的說明。

幫助入眠的和緩呼吸運動

難以入眠的原因之一是心靜不下來。在度過忙碌而緊張的一天後，許多事情佔據你的心思，怎麼樣都沒辦法不去想……怎麼辦？許多人會喝酒或服用安眠藥物，但這樣會降低睡眠品質，提高身體發炎的程度，以致於減低了睡眠的自然治療力。對此，有一個好方式幫助你放鬆：善用身體與心靈的關聯。

我們都知道，我們可以有意識地呼吸，可以控制呼吸的速度。這就是透過身心關聯而達成的。神經連結肺部和腦，所以如果我們有意識地使呼吸的速度慢一點，腦的運作速度也會慢下來。呼吸的速度愈慢，就會愈放鬆。儘量緩慢呼吸至少二十分鐘，最好是到四十五分鐘，奇妙的事情就會發生：你的煩惱會消失，腦子變遲鈍，好像剛喝下一大杯葡萄酒。此時上床，睡眠品質會很高。

把這個呼吸運動變成習慣。你萬一半夜醒過來，就再呼吸一回。做得愈多，睡得愈好，愈不會突然醒過來。我也建議做這呼吸運動時可以聽點輕鬆的新世紀音樂。剛開始練習這個呼吸運動時，聽音樂比較不無聊，但過一陣子你會比較喜歡沒有音樂。

以下就說明這個呼吸運動的步驟：

一、首先，你先準備就寢前的各項動作。洗澡、刷牙、塗搽你常用的各式保養品乳液、上廁所，然後穿上睡衣。拔掉電話、關上收音機、電腦或電視。找一把硬的椅子

夜裡想上廁所怎麼辦

如果你有每晚都得起床上好幾次廁所的問題，你在睡前兩個小時就不要喝任何飲料。

假如這樣還是沒有用，你白天排尿次數不多，表示你的壓力程度太高了。

腎功能在白天是由交感神經系統所控制，如果壓力程度高，腎臟的運作會減緩；排尿減少，身體便會產生毒素。睡覺時，壓力作用降低，腎臟開始正常運作。如果你以爲自己生活中並沒有壓力，你要知道，不是只有忙碌才叫做壓力，最糟的壓力是生活裡充滿了限制，沒有足夠的自由。

(例如常用的餐桌椅，總之不是沙發椅)，放在床邊。

二、坐在椅上，但上身不要往椅背靠。盡量挺直，如士兵挺胸，手放在大腿上。如果你喜歡坐在地板，就得坐在坐墊或小凳上，好讓胸部挺起。

也可以採取典型的打坐姿勢，像蓮花座或半蓮花座，不過，平常有打坐習慣的人才要採取這個姿勢，否則這之後腿部產生的痛感或麻痺感會使你睡不著。

三、這時，胸部維持不動，慢慢呼氣。把手放在腹部，你會發現腹部往內縮。然後，慢慢吸氣，看到手隨腹部往前。這是因爲橫隔肌的作用。呼吸時使用到這塊肌，這是最正確也最好的呼吸方式，不是靠胸部的提放。

如果你以前沒做過，你的橫隔肌可能不太會動。也許是因爲太少使用而變緊了。你把手放在腹部開始笑，就會感覺到這塊肌；笑的時候，腹部便會往內縮。假如剛開始時無法控制橫隔肌，請別擔心，繼續練習，很快就會伸縮了。唱歌的人會用到這塊肌，因爲這種吸氣法可以吸得深一點，有助於增加胸腔的空氣容量。

一般人每分鐘呼吸十五次。但若要達到有效的放鬆，這種速度太快了一些。此呼吸運動的目的在於儘可能放慢呼吸速度。試著讓每一次呼吸都深一點，慢一點。如果覺得頭昏，就以正常方式呼吸，恢復之後再試一次緩慢的呼吸。

四、現在，你的姿勢正確了，呼吸也慢下來了，就是開始運動的時候了。吸氣，閉氣，慢慢數到十。

然後呼氣，讓空氣保持在外，數到七。如果可以更久，就久一點。有些人覺得十秒太久了，有些人卻可以到維持三十秒而不覺頭昏。跟著身體對空氣的需求就對了。

五分鐘之後，你就會覺得漸漸放鬆。剛開始做這項呼吸運動的人，呼吸的速度應該是每分鐘五次，進階的人可做到每分鐘一次。這時候，你大概就知道了自己的呼吸速度可以多慢了。

繼續做二十分鐘，最好一直做到覺得頭腦遲鈍……通常這是在四十五分鐘後更久之後。然後，站起來，上床去。

需要幫助自己放鬆或集中注意力的時候，就可以使用控制呼吸法。如果在白天緊張的時候運用，可以使怒氣消散，拋開負面的思想模式。午餐後做呼吸運動二十分鐘，會覺得彷彿睡過午覺般神清氣爽，腦袋清楚，思考更有效。

6 運動

「我祖母從六十歲那年開始每天走五哩路。她現在九十七歲，這會兒你根本不知道她跑哪兒去了。」

戴金奈若斯（Ellen Degeneres）

身體因素的第二部分是運動。

在汽車飛機發明之前，人們每天得走很長的路，不管是採買、工作、取水，都得走路，所以不必擔心運動量不足的問題。今日世界的一切設計都是爲了讓人減少走路，讓生活更方便，造成了大部分人的運動量都大大不足，而必須特意去做運動。

身體每天都需要有氧的運動，如舞蹈、步行、慢跑或游泳，這些運動會帶動淋巴系統運作。淋巴系統沒有其他啓動運作的來源，不像血液可以靠心臟流動。淋巴系統如果沒有被帶動，免疫系統就會減弱，能量也會降低。

針對不同的人，所建議的運動量也就不同，一般人每天都需要三十分鐘不間斷的步行或做其他有氧運動。但有些人一天最少需要運動一個小時以上才夠。

最好的有氧運動是什麼呢？許多人認爲是游泳。的確，游泳是全身運動，但大部分的游泳姿勢都要把頭部高抬或後仰，並且要加強肺部肌肉的力量。這會造成姿勢不良，並且加重頸部和上背部的疼痛。如果想游泳，建議採取仰泳姿勢，這可以增強肌肉，改善姿勢，有益上背部的肌肉，並伸展胸肌。許多人不喜歡仰泳，因爲水容易進到鼻子裡面，那就使用耳塞、鼻塞和游泳者專用的罩具。仰泳比其他的泳姿麻煩，但是能讓頸背部位很舒服。

騎單車是許多人的最愛，但缺點是騎單車採取坐姿，平常工作或在家你就老是坐著，因此這會增加對肌肉的傷害。如果想騎單車，騎的時候要挺胸，但這不容易，也許只有踩固定式的脚踏車運動器時有可能。

無氧的運動也同樣重要。骨頭中所含的鈣質含量，要視肌肉必須支撐多少重量而定。爲了避免骨質疏鬆，最好的運動是做一些需要動用體力的運動，例如打籃球、踢足球、拳擊、功夫、舉重等等。現在的年輕人流行到健身中心舉重，但是在裡面的不應該是年輕人，而是年紀大的人。年紀愈大，就愈需要鍛鍊肌肉。所以說，應該要有人專門爲上了年紀的人設立健身房！

如果突然感覺身體冷，或者快要生病，這時並不適合做運動，卻是利用睡眠的力量來增強免疫系統的時機。這時做運動會造成更多發炎的機會，而使免疫系統減弱。

姿勢的重要性

談到運動，一定要提到姿勢。大部分的肩痛、背痛、椎間盤疾病、骨刺和其他的關節問題，都是長年不良姿勢所引起。人類的生活不應該是坐著的。幾百萬年來，人類的身體是朝著要經常運動、跑步、步行、舞蹈的方向而演化的。最近八千年左右，人類才漸漸朝城市生活發展，有了桌椅和坐在桌前的工作。

經過了多年低頭看書的求學生活後，我們的姿勢漸漸變成向前傾。這會讓肌肉中的纖維增加，變成慢性發炎，最後導致背部或頸部的疾病，如骨刺，這些都會減弱免疫系統的功能。

纖維長在肌外層，在所謂的筋膜鞘層。筋膜是包圍所有體內肌肉的一層厚厚的白色堅韌物質。你看過牛排外面那圈白色而不易咬嚼的部分，那就是筋膜。

想一想農場放養的雞和籠裡養的雞的差別。農場的雞肉質較韌，因爲雞肌上長出厚厚一層筋膜。在日本神戶，肉牛每天都會被按摩，以避免筋膜硬化，這就生產

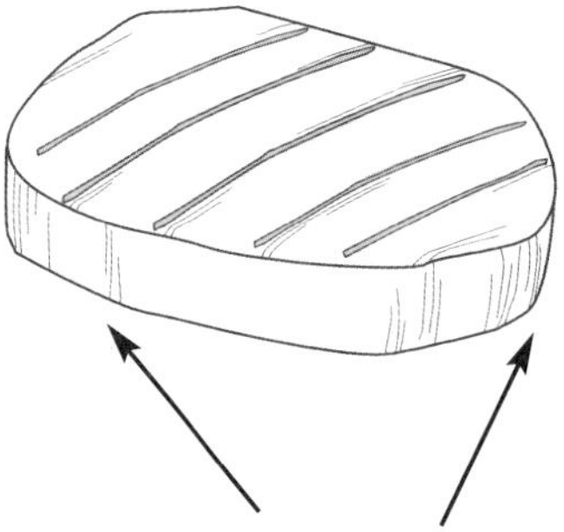

牛排外面那一圈咬不斷的白色韌質，就是筋膜

出全世界最柔嫩也最昂貴的牛肉。纖維會讓肉質變韌。

每天坐得愈久，愈是不運動，肌肉就愈容易發炎和因爲長了太多纖維而受傷。身體會因此失去彈性，姿勢變糟，各種背部問題出現。解決方法：充足的運動和保持良好姿勢。

矯正姿勢很重要，但並不容易做到，因爲身體已經被不良姿勢固定了。剛開始矯正時，要先找出正確姿勢，把背靠在牆壁，腳底距離牆壁十五公分，臀部一定要碰到牆壁。以手測量下背部和牆面、頸部和牆之間的距離。

如果下背部與牆的距離是在二・五公分以內，頸部與牆距在五公分以內，你的體姿就很好。如果不是，你就需要尋找專業的療護來恢復脊椎的正常弧度。理想的治療方法包括多多伸展那群使得你的背部無法挺直的肌肉，同時，你必須改變日常的工作姿勢。

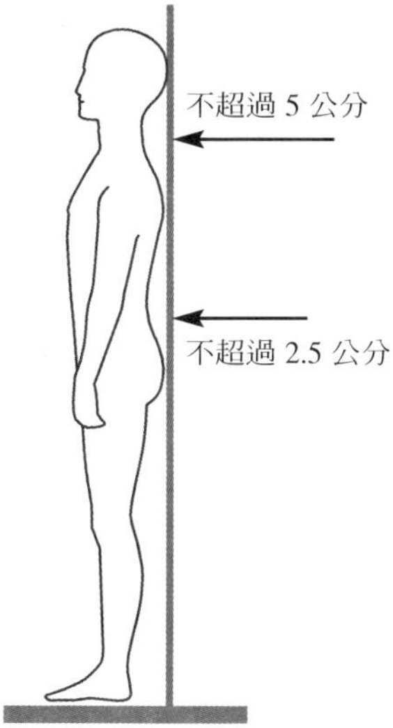

良好的體姿

把背靠緊牆壁，腳後跟與牆壁距離十五公分，臀部一定要碰到牆壁。

以手測量下背部和牆面、頸部和牆之間的距離。良好的姿勢是：下背部與牆的距離不超過兩公分半，頸部與牆的距離不超過五公分。

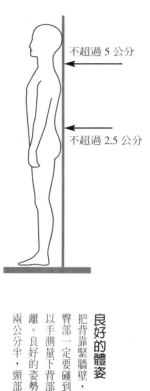

矯正不良的坐姿與立姿

坐著時，頸部要保持挺直向前。有一種腰墊有助於在坐時保持挺直。也可以把外套折起來，或用硬枕頭墊在椅背的腰的位置。腳下放個小凳，這樣你就不會向前傾。採取這種姿勢時，頭部的重量會落在脊椎上而不是肌肉上。

保持此坐姿時，往前傾或往下看都會不舒服，因此環境也需要配合調整。桌上可以放個直立在桌上的磁性製圖板，如此一來，閱讀或寫字時就不必低頭，造成頸部前傾。

若需使用電腦，要把螢幕放在眼睛的高度，這樣才不必低頭。你可以用電話簿來墊高螢幕，如果需要用到兩本以上的書，就用中間有膠合板的磚。手提電腦的問題是螢幕

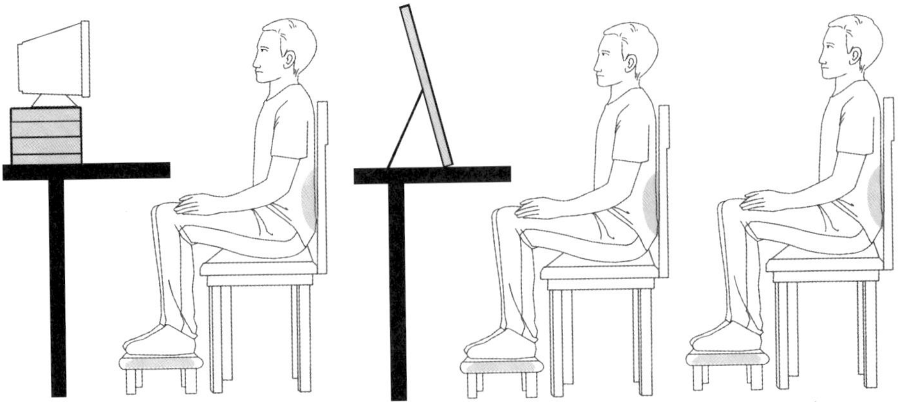

高度不能改變。若要調整，也許要外接一台顯示器，然後把電腦架高到你眼睛的高度。

如果需要長時間坐著，記得每隔二十分鐘站起來走走。有些人覺得彈跳運動器材很有用，所佔空間不大，但彈跳的運動效力高。

人類的身體結構是不適合長久站立的。所以一定要有正確站立的姿勢。站立時，一腳放在矮凳上，可有效創造腰部弧度而轉移背部肌肉的壓力。

提重物時，不要向前彎腰把東西提起，而要腰部打直，往下蹲，用腿的力量幫助你抬起重物。腿比背部肌肉有力得多，用這方式舉重物可以保護背部不受傷害。

睡姿與枕頭

睡姿也很重要。頸部是身體最重要的部

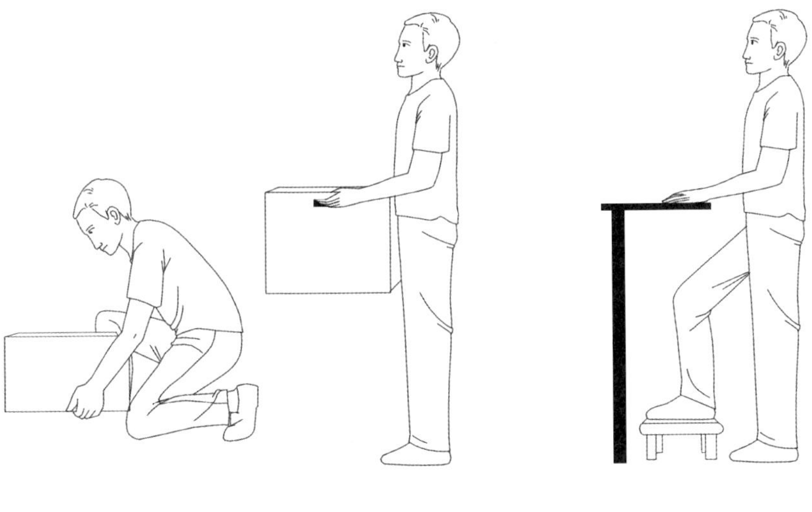

分，控制生命器官的神經要穿過由肌肉包圍的頸部。每晚，睡眠最重要的功能就是讓這些肌肉可以從白天的壓力和疲勞中恢復。如果睡姿不正確，頸部就無法放鬆，始終緊繃。假如夜夜如此緊繃，肌肉就會因爲纖維化和緊繃而失去彈性。

假如你白天已經想辦法改善了姿勢，就會減少頸部所承受的壓力，但這樣還不夠徹底。一整天下來一定會疲勞，多少總會緊繃。頸部的健康有賴於晚間完全放鬆，並徹底解除疲勞，一覺醒來才能再度擔負支撐頭部重量和白天的壓力——這便是枕頭的工作了。理想的枕頭在撐住頸椎的部分應該要很紮實，才能提供足夠的支撐，而枕頭與頭部接觸的部分應該要柔軟。此外，枕頭要能夠調整高度，仰睡的枕要低，側睡的枕要高。枕頭太低，你會因背痛而醒；太高，頸部會痛。

市面上販售的枕頭都讓人相當失望，我十年來都在思考如何設計出健康的枕頭。最近我有一種新的設計，目前證明對於頸部毛病頗有療效。我稱這種枕頭爲「活枕」，是專爲符合個人需要而個別設計的，讓頸椎在仰臥或側睡時都可以保持在正確位置。「活枕」在夜間可放鬆頸部肌肉，也可以在一天的任何時刻幫助緊繃的頸部肌肉伸展。

人的頸部是活的，隨時都在改變。你累了，頸部感到緊繃，這時就枕著活枕睡。幾天或幾星期後，等你覺得很放鬆了，可能會覺得活枕太高，這時可以換上較矮的枕脚，或者乾脆抽掉，或拿掉中央的支撐，以降低活枕高度。

健康的床

市面上有上百種床號稱是健康床，但事實如何？床的功用在於伸展骨頭、肌肉，讓它們放在正確位置。軟的床墊只會配合你的身形往下沉，不能幫助肌肉伸展。如果要避免背痛，或已經有背痛問題，就不要睡軟床。

對背部最有益的床墊，是很多國家傳統文化裡都會使用的傳統床墊。基本上是大約兩英吋的床，其中緊緊填充棉、毛、椰莢等物。在日本，這種床墊稱爲蒲團，直接放在地板或榻榻米上。在希臘，蓆墊塡入三吋厚的棉，再放在堅固的膠合板上。

任何裝有彈簧的床，睡下去的時候臀部會往下沉，臀部是身體最重的部位，也是最需要支撐的部位。

如果有背痛，就不要睡彈簧床或泡沫材料做的床，因爲它們無法提供背部所需的支撐。唯一的辦法就是睡傳統床墊，把床墊鋪在地板、堅固木板或不會彈動的床基上。若不習慣睡硬床，也須要一、兩個星期來適應，但我保證你以後絕對不會想再睡彈簧床。

住旅館的時候，如果你還想保住自己的背部，就別管床了，多要一床棉被，直接鋪到地板上睡。

提醒一件重要事項：我設計的這個枕頭需要時間適應。活枕會改善你的頸椎，但別的枕頭是軟趴趴的，只會順著你的頸部弧線。一開始使用活枕時的感覺非常舒服，因爲它會矯正頸部位置，但幾個小時後你可能會感覺疼痛。建議放個一般枕頭在旁邊，夜間不舒服時可以換枕頭。試著慢慢延長你睡在活枕上的時間：第一週兩小時，第二週三小時，以此類推。等到頸部肌肉回到正常時，你整夜睡活枕都不會感覺痛，起床後更會覺得頸部很舒服而活動自如。

正確的伸展動作

伸展肌肉是維持良好姿勢的關鍵。可以透過許多不同運動來做。瑜珈很就不錯，但許多因爲現代生活型態而受傷的肌肉，無法透過傳統的瑜珈獲得充分的伸展。

伸展肌肉的最佳方式是，先確認你所需要伸展的肌肉是哪一部分。充分把肌肉收縮，檢查它使身體往哪個方向動，然後再往相反方向伸展。適當的伸展沒有別的訣竅，只有一個：慢慢做，花長一點的時間。如果做得太快，除了覺得痛以外什麼效果都不會有，因爲肌肉會反擊。

正確的伸展包括以下步驟：

進入正確的伸展姿勢，拉開肌肉到感覺痠痛的地步，

然後，維持姿勢，不動。呼吸，然後放鬆。

二十秒後，痛感會消失，這時再加一點壓力，使肌肉再一次感到痛。

持續做到肌肉放鬆爲止。

過程需時多久並不一定。使緊繃的肌肉確實達到伸展的效果，最少應有三十秒，但通常需要三分鐘以上的時間。

基本的伸展有七種，大家都應該要做。跟著左邊開始的幾頁圖示，每天練習，每天做幾回。每當身體的哪個部位覺得不對勁，像肩膀緊繃，可不要忽視它。站起來伸展一下，否則纖維化和病痛狀況會更惡化。

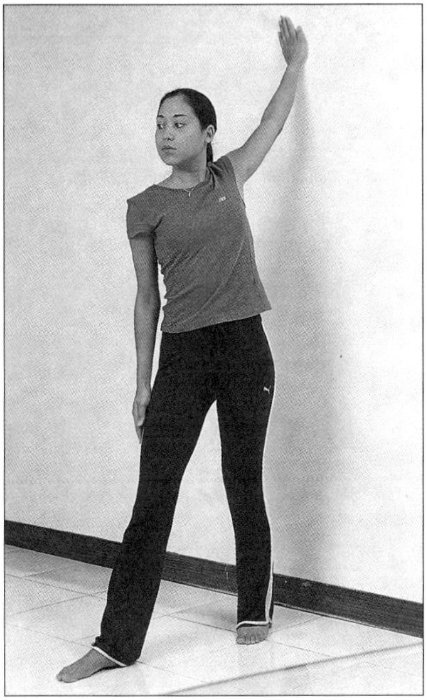

伸展運動1

1. 左手按牆面，轉身往右側拉。必須拉到肩膀有痠痛感。
2. 維持姿勢三十秒鐘。
3. 左右手交換，伸展另一邊。
4. 重複幾次。

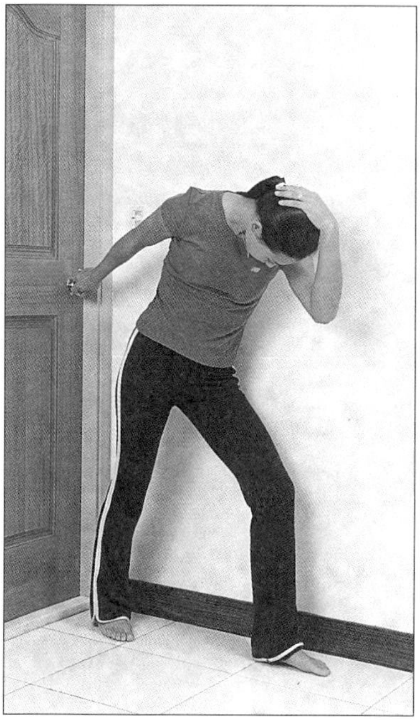

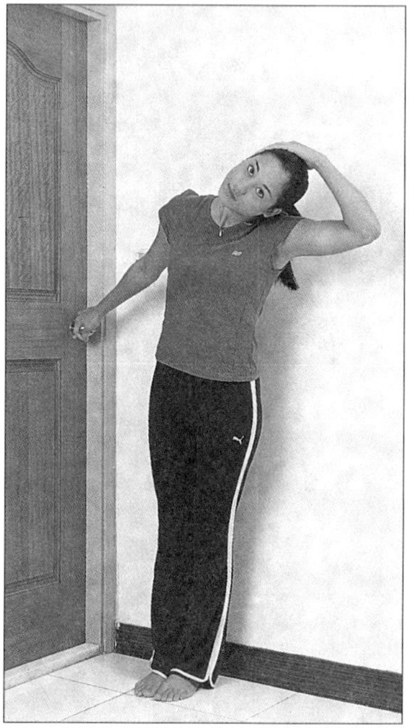

伸展運動2

之一

1. 左手拉住固定的把手，右手用力把頭往外拉，必須拉到頸部有痠痛感。
2. 維持姿勢三十秒鐘。
3. 左右手交換，伸展另一側的頸部。
4. 重複幾次。

之二

1. 左手拉住固定的把手，低頭，右手按頭把頭往下壓，必須拉到頸部有痠痛感。
2. 維持姿勢三十秒鐘。
3. 左右手交換，伸展另一邊。
4. 重複幾次。

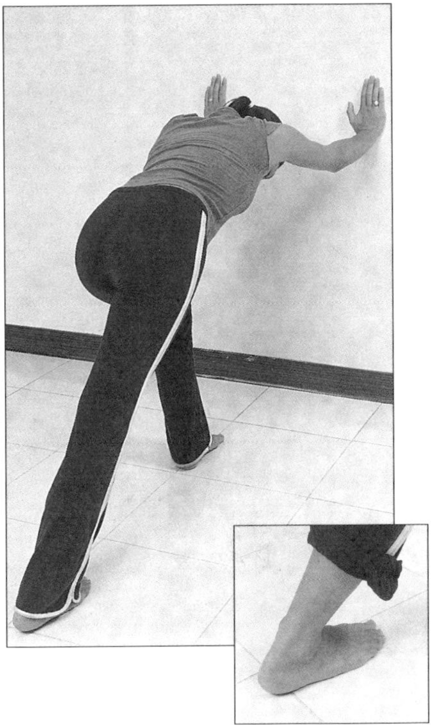

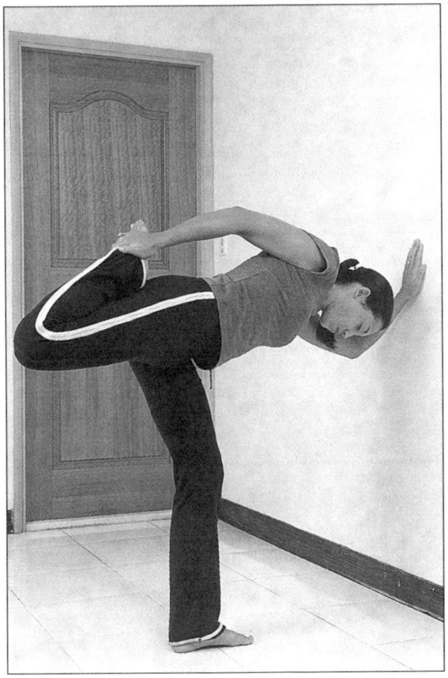

伸展運動3

1. 雙手掌心貼著牆，右腿往後伸直。整隻腿必須打直。
2. 腳後跟必須打直，並完全貼緊地面。見局部放大圖。
3. 維持姿勢三十秒鐘。
4. 換左腳。
5. 重複幾次。

伸展運動4

1. 左手掌心貼牆，右手抓緊右腳腳跟，上身往下傾，呈。
2. 維持姿勢三十秒鐘。
3. 換用右手貼牆，左手拉左腳腳跟。
4. 重複幾次。

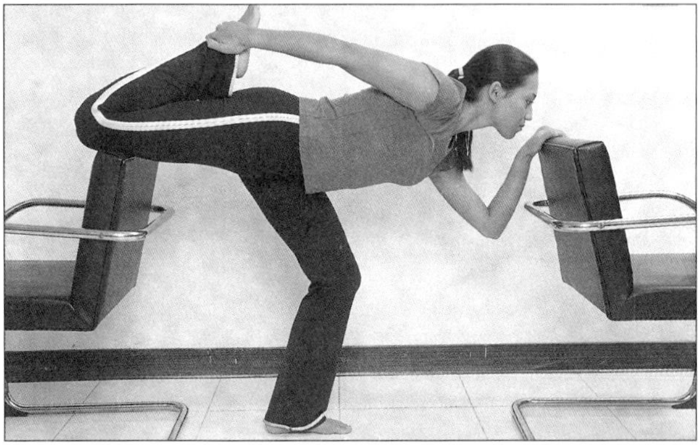

伸展運動5

1. 左手扶椅背，
2. 右手抓住右腳，往上伸展。
3. 維持姿勢三十秒鐘。
4. 換手，伸展左腳。

伸展運動6

1. 坐在地上，雙腿打直，身體往前壓，兩手抓住腳踝。
2. 維持姿勢三十秒鐘。
3. 放鬆。
4. 重複幾次。

註：若要求效果更好，可由治療師幫忙施加壓力。

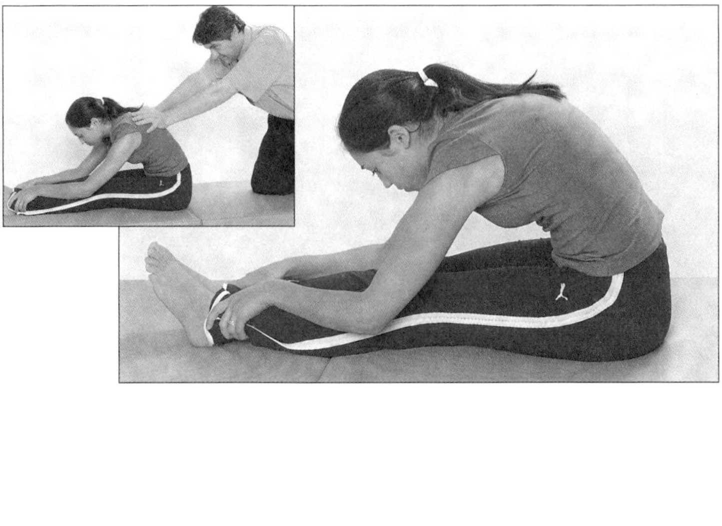

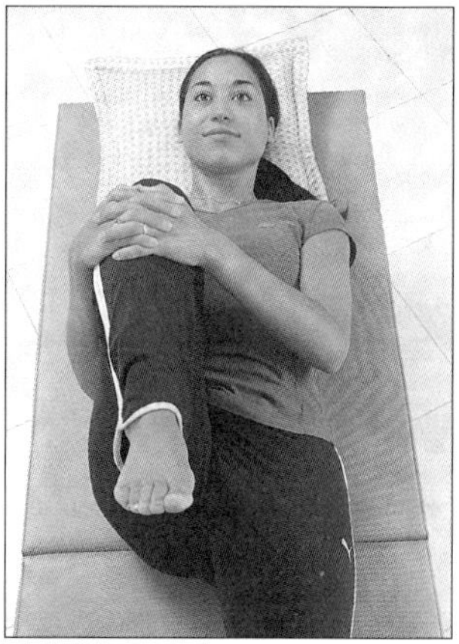

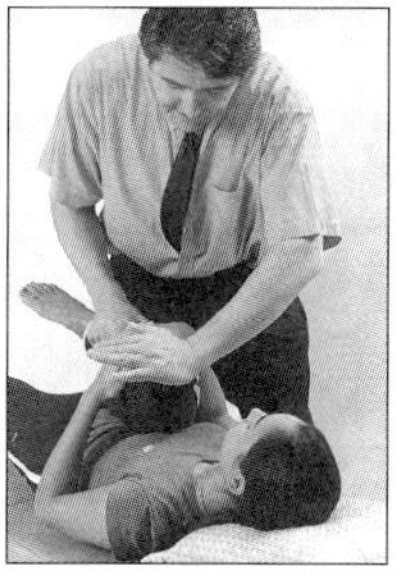

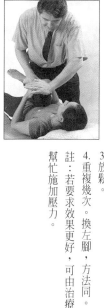

伸展運動7

之一

1.平躺，雙手抱住右腳，把腳往臉部右側拉伸，必須拉到臀部有痠痛感。

2.維持三十秒鐘。

3.放鬆。

4.重複幾次。換左腳，方法同。

註：若要求效果更好，可由治療師幫忙施加壓力。

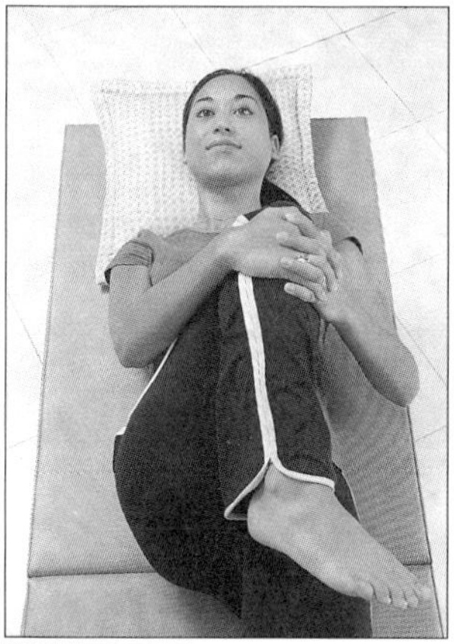

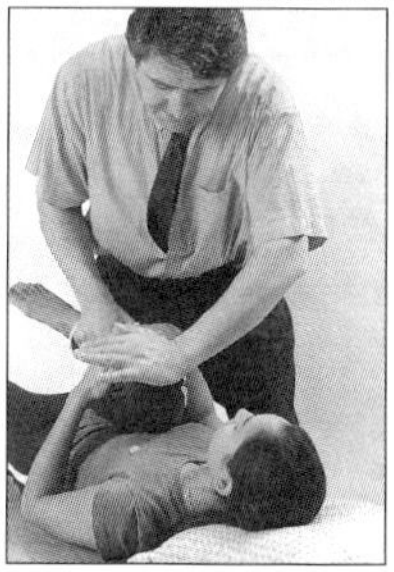

之二

1.平躺，雙手抱住右腳，這次把腳往臉部左側拉伸，必須拉到臀部有痠痛感。

2.維持三十秒鐘。

3.放鬆。

4.重複幾次。換左腳，方法同。

註：若要求效果更好，可由治療師幫忙施加壓力。

纖維治療

由於過多纖維而受傷的肌肉，最有效的治療是軟化組織操作法，或稱筋膜治療，有時也稱爲無血手術。這方法會有點痛，但治療後會產生舒緩暢快的感覺，就某方面來說是滿舒服的……甜蜜的痛楚。這是最能夠把身體肌組織做到長遠的改變的方法。

這不是用一點油來回按摩皮膚的那種推拿法。按摩可以幫助放鬆身體，但對於堆積起來的纖維沒有幫助。軟化組織操作治療包含：在纖維堆積處施以重度壓力，直至纖維軟化，並且伸展開來。事實上，軟化組織操作法跟按摩完全不同，它看起來有點像是在施加虐刑，因爲動用到手、肘、膝，甚至腳，緊緊在身體上面壓。

以前沒有醫師使用軟化組織操作法，因爲這需要花很大力氣和時間。我自己過去曾因爲必須施加重度的壓力而在拇指處長出骨刺。我在希臘行醫時，有機會與奧運隊伍一起工作，我的拇指再也無法消受。運動員的肌肉很大，長年下來早就長出了纖維，我必須想出別的方式治療他們。

多虧我唸書時有一點機械的背景，於是我設計了一種利用水壓的機器，有各種形狀的蓋片，針對身體不同部位而使用，可以施加三百公斤以上的重量。這可以有效打散各種僵硬的部位，再硬的肌肉都能伸展開來。六個月後，我們的運動員刷新了十二項的各式紀錄，包括個人紀錄、巴爾幹半島紀錄和希臘全國紀錄。我變得非常忙碌。後來有很多醫師知道了這件機器和使用方法，而我這項新的技術也讓醫生和治療師可以用全新的方式治療肌肉筋膜方面的問題。

調整脊椎關節的做法，例如脊椎指壓治療師的作法，可有效解除關節的壓力，幫助肌肉放鬆，增加關節的彈性，並減輕疼痛，但對於減輕纖維的問題毫無幫助。目前沒有方法可以取代軟化組織操作療法。

疼痛療法

我有一個朋友是韓國跆拳道高手，幾年前參加一場武術比賽，一路勝賽，只剩爭奪冠軍的最後一輪。這時他不幸傷了膝蓋，無法走路，膝部腫成兩倍大。他以為一切都完了。他的教練嚴肅看著他問他：「你真的想贏嗎？你真的真的想贏嗎？」我朋友說是，他真的想贏，要他做什麼他都願意。教練幫他站起來，幾個隊友幫忙扶他到更衣室。他們讓他坐進浴缸，用毛巾包住他的膝蓋。

教練叫一位隊友壓住他，不讓他動。然後，教練捧來一壺沸騰的熱水，一把倒在毛巾上。我的朋友痛苦大喊，掙扎著要抽走毛巾，但是隊友壓著。毛巾冷卻後，教練把毛巾拿開，露出起了水泡的紅皮膚。朋友驚訝發現，受傷處的腫脹不見了，膝蓋感覺正常了，雖然說皮膚也燙傷了。他站起來，贏得比賽，奪得冠軍。

很多人以爲，對於治癒來說，舒適是很重要的。但幾千年來，「痛」常常備用在治療過程裡。傳統希臘療法在對抗疼痛和發燒時，放血是很平常的作法（皮膚用小刀劃開，放出敗血）。中國傳統療法和推拿中，「拔罐」或「刮痧」用在疼痛肌肉部位的皮膚上。拔罐的作法，是以玻璃杯加熱造成眞空，放在皮膚上，吸力會使皮膚變紅、淤青、流血甚至燒灼。刮痧則是用硬幣或湯匙或刮匙，在疼痛區域的皮膚上刮，直到刮出淤痕。許多人都說使用這種方法後疼痛馬上減輕。非洲、印度、伊朗及其他許多傳統醫療也都有類似的療法。

近來有項研究顯示，撫觸、推拿、施壓於受傷肌肉和關節，可以幫助療癒。施壓時，循環會加速，發炎可減輕，釋放出有療效的化學物質如腦內啡，加速治療過程；但這研究顯示，傳統治療儘管有療效，所造成的傷害卻比按摩大。疼痛治療除了有觸摸的療效以外，還可使腦部釋放出更有力的治療因子。研究還顯示，在強烈疼痛狀況下，腦部會產生有力的止痛效果，效力比科學已知的其他方式強幾倍，並且產生可以直接治療身體的化學物質。

任何集中刺激法都有助於身體聚集治療力。有時候身體似乎並不知道哪個部位出了問題，這時若能使身體產生注意力，達到所需的刺激程度，就可以知道哪裡有問題，療效自動隨之而來。鍼灸、按摩、反射療法、磁性療法、電療法等治療法就做到了這一點。

西醫也運用這一刺激原理來治療。前面說過，安慰劑可以治療身體或者引發疾病。至今沒有人知道爲什麼會這樣。我想可能是因爲安慰劑跨過了心靈的治癒門檻。愈相信安慰劑是眞的，效果就愈好。譬如，患有牛皮癬的人皮膚通常會起紅疹，難以治癒。新的療法是在出疹處紮上繃帶，加以覆蓋。不知爲什麼，這樣做竟有助於病狀自行痊癒。是因爲有了繃帶，於是提醒了免疫系統開始運作嗎？那麼就是繃帶喚醒了免疫系統啓動了。

日本報導過一種奇怪的癌症療法。癌症病患被告知，爲了打敗疾病，他們必須完成一項對身體的艱困挑戰。於是這些病人結隊攀爬聖母峰。登了頂，返回家後，許多人發現惡性瘤消失了。也許是登頂對於體力的挑戰太大，跨越了某些病人的治癒門檻。但這不是對每個人都有效。

義大利一位外科醫師因位被指控欺瞞而遭逮捕。病人來他的診所進行心臟手術，他先施以麻醉劑，讓病人睡著，然後切開病人胸膛上的皮膚，之後再縫回去。許多人復原了，但實際上根本沒有動任何手術，當然，也有許多人根本沒有痊癒，所以他最後還是進了監獄。

到目前爲止，這些療法都是以身體的痛楚來刺激治療。但痛楚不是只能作用在體外。

希臘有位知名的退休將軍，宣稱自己從未過生病，他說他的秘密在於他從來不穿外套，每天吃一整串生大蒜，外加一瓶紅酒；如果感覺寒氣進入身體，他就喝一整瓶白蘭地。是不是因爲皮膚暴露於寒冷、生大蒜的灼燒感和紅酒白蘭地的毒性，讓他的免疫系統維持健全？說不定裡面有些道理。人類最初使用的醫術就是根據這樣的概念發展而成。

以毒攻毒可治病？

代表醫師和藥劑師的標誌是兩隻蛇纏在一支權杖上。此標誌源自古希臘，醫術始祖阿斯克勒皮厄斯（Asclepius）是太陽神阿波羅的後代，把蛇的毒性用於治療。古希臘人發現，給予病人少劑量的毒藥，可以治療各式各樣的疾病。由於病人的免疫系統必須和毒藥戰鬥，便會因此變強，與毒戰鬥的副作用正是治癒了其他既有的疾病。

過去許多人以酒類和其他含酒精飲品爲主要的醫藥。酒精毒性會逼迫免疫系統啓動運作，正好照顧到其他既有的疾病。今日已有充分研究顯示，一天一到三杯的紅酒可促進肝臟產生健康的膽固醇、幫助循環、殺死病毒和細菌、減低心臟病突發及中風的危險、降低壓力程度，並提升免疫系統的能力。

新加坡一位計程車司機感染了ＳＡＲＳ，卻躲起來逃避隔離。最後他被人發現喝得醉醺醺的，因爲他連喝了幾天的酒。結果他被檢查出沒有ＳＡＲＳ。怎麼會這樣？酒精不是有毒性嗎？太多酒精會對肝、腦、心臟造成傷害，使免疫系統變弱。不過，好像少劑量的毒卻會產生療效。古時治療梅毒的方法就是基於這個道理。梅毒病人被給予氰化物，這是一種少量就足以致命的劇毒物。這種治療法，如果沒有刺激病人的免疫系統使之啓動並發揮療效，就是致死。

最近流行一種新的療法，把活蜜蜂放在病痛部位的皮膚上，讓蜜蜂去螫，這樣所造成的傷害和痛苦可以刺激治療原有的病症。許多試過的人說，如果你的病症只需要一點刺激便可治癒，蜂螫的方法可能就有效；若需要更多刺激，比如說身體因爲飲食中的毒素、高血糖或其他問題而發炎，則此法的作用並不大。

有時候似乎必須採取強烈手段來迫使免疫系統發生作用。但想一想，人類不就是這樣：我們需要常常有挑戰有改變，如果生活太舒適或太無趣，人就會變懶變弱。讓生活有變化，偶而放縱自己，都是很重要的。過多的控制是

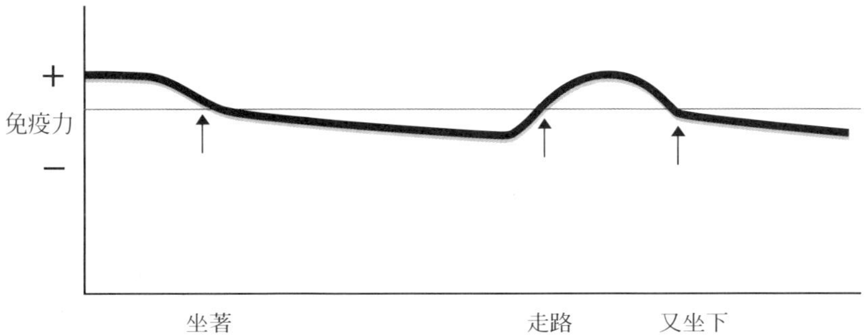

不健康的。然而，要放縱多少？該喝多少酒？這些細節只有你的直覺本能可以告訴你。

前面提到，一天喝一到三杯紅酒是有治療力的；至於強一點的酒精如白蘭地和威士忌，少量飲用，譬如一天一兩口，也有療效，但因爲加工的酒精飲料含有許多化學成分，所以紅酒還是比較健康的選擇。不過，紅酒也含有化學的防腐與殺菌成分，超過八十種的化學物質可用於紅酒的製造過程，但這還是比加到啤酒和蒸餾酒精飲料的少。如果因爲喝紅酒而頭痛或宿醉嚴重，就表示紅酒裡放了添加物。(可以用臭氧機去除這些添加物，請參第184頁)

疼痛或傷害能夠刺激免疫系統，這種說法在治療上似有衝突。生病時，究竟要以舒服的方式來治療，還是用自我虐待的方式來促動免疫系統？

答案是，先排除飲食中的毒素，並注意飲食因素、關照心靈因素，然後看結果如何。通常的情況是，一旦心靈因素得到了照顧，治癒過程就會加快。酒精有助於治癒，原因之一在於它會讓人的心思離開原有的煩惱，等於紓解了壓力源。如果心靈因素照顧到了卻仍無法康復，最好逼自己接受痛苦的按摩或治療，把自己灌醉，挑戰自己的體力，選擇一個難以達成的目標，使自己達到極限。有時候，我們在最惡劣的時候會表現得最好。

7 性愛

「人間樂事中，男人最在乎性交，但是被他遺留在他的天堂之外了。」

馬克吐溫

身體因素的第三部分是性。

心理學認爲，性慾是人類本能裡面極爲強而有力的一種，足以影響思考。所以廣告界善於運用：性幫助銷售。但很少人知道，性會影響免疫系統的能力，它也是睡眠和飲食之外最重要的直接治療方式。性對於健康的重要性，一如乾淨的空氣與水，更是平衡荷爾蒙系統、強化免疫系統的基本項目。

許多人有荷爾蒙失調的問題，原因之一是缺乏性生活。我身爲脊椎指壓治療師，多年來治療肌肉疾病的經驗讓我注意到一個模式：老人家若有健康的性生活，肌肉會比較健康。通常年紀愈長，肌肉會僵硬，失去彈性，但有健康性生活的人，肌肉較柔軟而有彈性。他們的皮膚和一般心理狀況也比較好，因爲他們的思考和行動比較像年紀輕的人。

由於宗教、文化或社會因素使然，許多人避談性事，或者認為性是骯髒的。這想法必須先改變。為了使我們身體的治癒力發揮到最大，擁有讓自己滿意的性生活是很重要的。

關於何謂健康的或正確的性生活，涉及許多爭議。事實上，性行為有一部分與文化有關，因此，同樣一件事在某個社會沒問題，到了另一個社會卻可能是不道德的。最好的指引是對自己誠實，並接納自己。

性愛：最棒的自然療癒法

性愛是世界上最好的自然療癒法。性愛的療效（副交感神經系統反應），只在性活動的興奮與刺激時產生，通常是指前戲。此時血糖降低，血壓降低，身體發炎程度降低，消化功能提高，尿分泌增加，白血球更活躍，免疫系統也會更強。一旦達到高潮，副交感神經系統與交感神經系統就會切換，生殖器官肌肉不自主的收縮便是所謂的高潮。高潮會使免疫系統稍微減弱。在法文裡，高潮叫做“le petit morte”，意思是「小小的死亡」，這個說法不是沒有道理的。

中國的道家學說似乎了解性愛對副交感神經系統的正面影響。道家的養生觀念認為，男女應該經常做愛，但不要急著達到高潮。道家發展出許多讓男人持久而不到高潮的技巧，女人則要盡量達到高潮。道家倡導緩慢而敏感的性愛，讓雙方得到更多愉悅並讓副交感神經系統活絡，發現這是增強身體療效與預防疾病的好方法。

不過，倒也不是非要避免高潮不可。對男人來說，射精時精子沖出前列腺可讓前列腺保持健康，又可平衡其他荷爾蒙。和尚罹患前列腺癌的比率高於正常男性。對女人來說，高潮釋出荷爾蒙催產素，可以平衡體內的性荷爾蒙和其他荷爾蒙。

不管進行的時間多寡，性愛都具有療效，但還是時間長一點才能從中獲得最佳療效。所以，請花多一些時間彼此輕撫，讓身體感覺興奮。對女人來說，這個過程需要刺激陰蒂才會獲得更多高潮。對男人而言，在高潮前保持勃起至少二十分鐘，時間長一點又更好。

另一個做法是，維持二十分鐘以上的性興奮而不達到高潮。這會讓你覺得身體從內到外都在微笑，而副交感神經系統會在一小時後運作。這方法有助於消滅有些人對於達到高潮的心理壓力。

你需要多少的性活動？

要促進免疫系統使其強健，必須注意性生活。許多配偶經過多年的相處，逐漸失去對彼此的熱情，最後完全放棄性愛。年紀愈長，會發現性事比以前還麻煩，經常會乾脆放棄。沒有性，會危及身心的健康。

有很多方法可以重燃兩人的熱情，刺激性的興奮感，但這要在你認爲性這件事很重要的情況下才會生效。否則你仍然無法從中獲得療效。

性的興奮和時間一樣重要。副交感神經系統的療效力量基礎在於興奮。如果不是那麼進入狀況，高潮不強烈，那麼療效也是很微小的。務必選擇眞正能刺激自己的性活動。有一個伴侶做愛顯然比較刺激，也比自慰更有療效，雖然說因爲自慰而來的較長時間高潮也是有療效的。幻想、進行性遊戲、觀看使人興奮的媒體，都有助於促進興奮，但你必須對自己誠實，對伴侶誠實。

哪一種性眞的會使你興奮？有些人有同性戀傾向，但無法承認，因此便永遠無法充分享受性。有些人有某些性幻想，但太過害怕或害羞而不敢嘗試，結果是感到挫折。如果不知道自己喜歡什麼，或無法承認自己喜歡什麼，就無法充分發揮性的治療力。

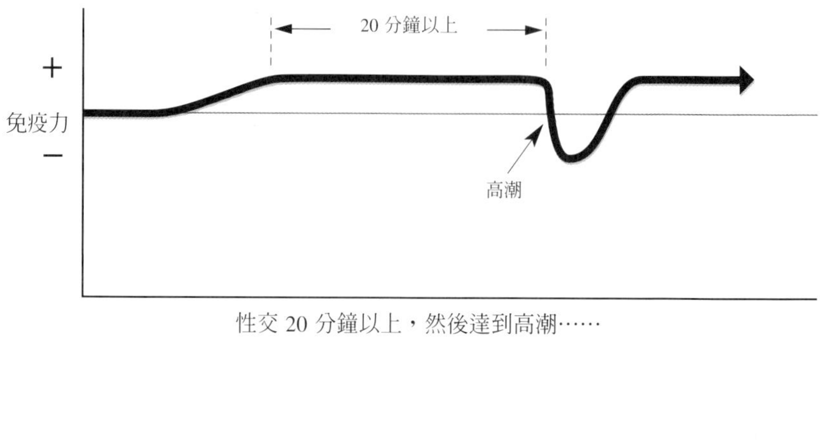

性交 20 分鐘以上，然後達到高潮……

若想藉由性活動來增進免疫系統，並使荷爾蒙平衡，就需要知道自己的身體需要進行多少的性事。關於性衝動，人與人之間有天生的差距。有些人一天需要好幾次，有些人是每天一次，有些人一週兩次，有些人一個月一次。每一個人有自己的最低性需求。性活動若沒有達到這個基本的個人需求量，免疫系統能力就會減弱；對於性慾強烈的人來說，免疫力尤其是會嚴重降低。

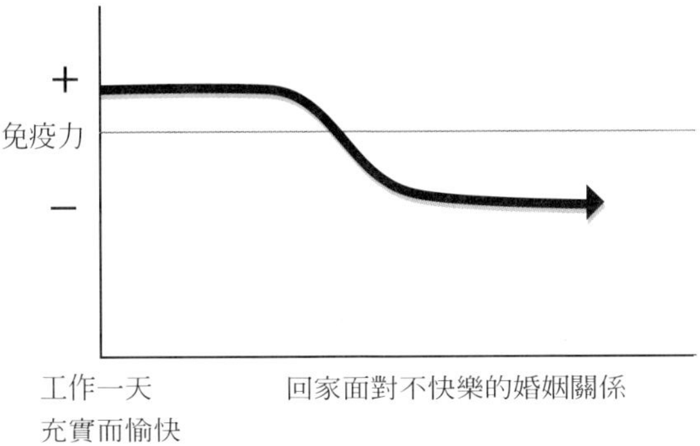
+
免疫力
−
工作一天
充實而愉快
回家面對不快樂的婚姻關係

如果不確定自己的身體需要多少性活動，可用一個方法來觀察：觀察自己隔了多久才會感覺到性興奮，這包括在沒有直接性刺激的情況下。性在許多方面是腦的作用，所以會因爲觀看了、或參與了可以刺激性慾的活動，例如看色情錄影帶，而進行了超過所需的性活動。不過，你沒有受到刺激的時候出現性衝動，你不知道你爲什麼會興奮衝動，這些時候是眞正的性衝動。

許多伴侶錯以爲他們有類似的性衝動，因爲兩人在關係剛展開的時候，性總是令人興奮的事，一旦性的新鮮感不再，性慾較弱的一方將會決定了性活動的頻率。如果雙方有同樣的性慾就沒有問題，如果一方性慾較強，兩人很快就會感到不滿足，關係開始出現問題。

孩童和沒有性事的人怎麼辦？

談到健康的性生活，顯然談的是健康的成人。包括老年人在內的許多人，因爲有性方面的問題而沒有性生活。這些人如何在無性生活的情況下增進免疫力？還有，孩童也是沒有性生活的。

撫觸是有力的治療法，尤其是對孩童。人類需要被撫觸、被擁抱，以擁有強健的免疫系統和健康的身體。醫學界都知道，因人類的撫觸所釋放的腦內啡會帶來放鬆感和自然的快感，進而使身體痊癒。撫觸、搓摩，特別是擁抱，的確能增加身體治療的能量，因此，擁抱你所愛的人是很重要的，一天至少要五次。孩童的免疫系統尙未發展完全，因此需要更多的擁抱，有人建議一天二十回。嬰兒最需要撫觸，愈常被擁抱、親吻、愛撫，就會愈健康。

各式各樣的推拿按摩可以促進免疫系統。按摩會撫摸皮膚，這會導引有療效的化學成分釋放出來，幫助放鬆心靈、刺激淋巴腺運動，由此促進免疫力。有些人批評按摩，認爲它只有短暫用處。但你在生病的時候需要所有可取得的協助，就算是暫時的也好。

性和撫觸能產生多少治療作用？

兩小時的按摩可以促動治療力達六到八小時，效果要視所用的方法和強度而定。如果抱著你的祖父或小孩十分鐘，可以推動他的免疫系統大約一個小時。如果他們生了感冒之類的病，這時他們顯然就比平常更需要擁抱！只需要每天擁抱、撫觸或按摩十分鐘，就會有療效。

以性來做治療，如果有二十分鐘強烈的性活動，免疫系統會被促動大約兩小時，有時候，如果性的過程使人興奮或滿意，持續時間就會更久。做得愈久，品質愈好，療效就愈久、愈有效。如果你覺得快感冒了，知道這件事倒是不錯。

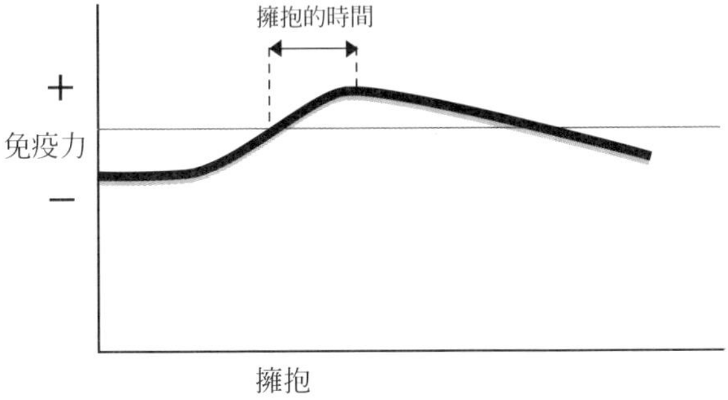

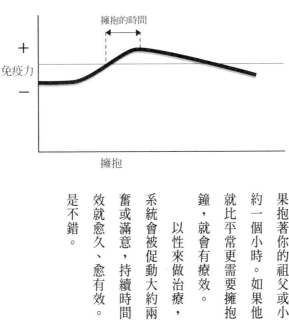

立即調節免疫力

	項目	免疫力級數受到影響的程度
衣著	●緊身衣物 ●寬鬆衣物 ●不穿衣服 ●棉織衣物 ●絲織衣物 ●皮革衣物 ●聚酯或其他合成材料衣物	-1 +1 +2 無作用 無作用 -1 -1
身體姿勢	●躺 ●坐 ●立	+2 -1 or -2（超過四十五分鐘時） -1
性	●性交 ●親吻	根據強度可達級數 9 或 10 +2
沐浴	●沐浴、淋浴、蒸汽浴、溫泉	+1
對交通工具的反應	●腳踏車 ●巴士 ●汽車 ●飛機	+1 -1 -1 或-2（開車的人） -1（如果喜歡） -2 或 -3（如果不喜歡）

	項目	免疫力級數受到影響的程度
飲食	• 用餐時光愉快	+1, 效果持續爲用餐時間的三倍
	• 食物美味	+1, 如果吃的是健康食物，則效果持續爲用餐時間的兩倍
	• 食物不好吃	-1
	• 食物不健康	用餐後一小時 -2（依據毒性程度）, 效果持續 12 小時
睡眠	• 高品質睡眠	達到級數 8, 入睡爲級數 9, 若睡得非常好，效果可以從起床後延續半天
	• 睡眠品質不佳	無效果, 或 +1
運動	• 快步走	+1 或 +2 (效果持續爲運動時間的三倍)
	• 舞蹈	+1 或 +2 (效果持續爲運動時間的三倍)
	• 舉重	+1 (效果持續爲運動時間的三倍)
	• 慢跑	+1 (效果持續爲運動時間的三倍)
	• 俯泳	無效果, 或-1（若有慢性頸部和上背部的問題）
	• 仰泳	+1 (效果持續爲運動時間的三倍)
	• 武術如太極	+1 或 +2 (效果持續爲運動時間的三倍)
	• 氣功	達到級數 9 或 10（依強度和技巧而定）
按摩和撫觸	• 各種按摩	+1 或 +2, 效果持續爲所花時間的三倍
	• 雙方交臂擁抱	+1 或 +2, 效果持續爲所花時間的三倍
	• 手臂在伴侶之內的擁抱	-1, 效果持續爲所花時間的三倍
	• 拍背	-1, 效果持續爲所花時間的三倍
	• 握手	+1, 效果持續爲所花時間的三倍

第 4 篇　飲食

The Diet Factor

8 空氣

「多呼吸，少哀鳴。多愛人，少懷恨。多希望，少擔憂。所有好事都會臨頭。」

瑞典諺語

好品質的空氣，對於提升精力和加強免疫力有驚人的效果。假如能在地中海的某小島上深深吸進幾口含氧量豐富的空氣，立刻可以消除頭痛和身體疼痛。

品質最棒的空氣來自大海，因爲地球上大多數的氧氣是由海中浮游生物所製造的。山裡的空氣也很乾淨，不過含氧量一般並不高，因爲氧氣在空氣裡的含量會隨著海拔降低而減少。

住在離海很遠處的人或是城市裡的人，沒辦法經常取得高品質的空氣。更糟的是，汽車、公寓、辦公室、百貨公司等等封閉的空間，往往爲了經濟的考量而把空氣再行回收利用，這就導致了更爲缺乏氧氣。

含氧量與純淨度

你可能有過這種經驗：開了一段長時間的車以後，或者是逛了百貨公司一段時間以後會覺得頭痛；這種頭痛多半是因爲缺氧所致。下次開車時，檢查一下汽車裡面的空氣是如何流通的，假如是回收車裡的空氣再使用，就改成是使用車外面的新鮮空氣來流通；這樣做之後，不到幾分鐘你應該就會覺得頭痛的情形好多了。

假如你在百貨公司裡逛著，覺得頭暈或疲倦，唯一的解決方式就是趕快走出百貨公司。

很糟糕的是，我們沒有辦法用法令來規範商店或辦公室裡面的氧氣含量，而這些地方的空氣含氧量往往少得可怕。冷氣和冷卻系統爲了省錢而設計成回收使用已用過的空氣，其代價卻是造成了空氣裡含氧量的不足。

長期置身在含氧量低的環境裡，會造成個性上的改變，以及對抗疾病的能力降低。我們會變得動不動就生氣，

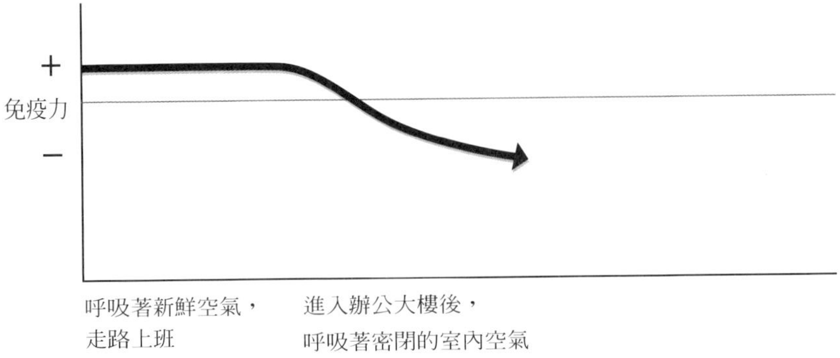
+
免疫力
–
呼吸著新鮮空氣，
走路上班
進入辦公大樓後，
呼吸著密閉的室內空氣

常常覺得提不起勁。

美國太空總署（NASA）做過研究，想了解究竟需要多少的植物才足夠讓一個人在某個空間裡面存活；結果是：只需要十二平方公尺（大約三點四坪）的麥類植物。

所以，想要提升室內空氣的含氧量，最簡單的方法就是擺置許多的綠色植物，並且讓這些植物曬得到陽光或是全光譜光線（full spectrum）的燈光——注意：一般使用的日光燈燈泡，它的波長無法讓植物產生出氧氣——好讓植物製造氧氣。事實上，一般日光燈燈管的波長，也無法提振人類腦部思考，所以不妨把工作場所的燈管都改成全光譜光線的燈管。

爲了呼吸新鮮空氣，住處的窗戶要經常打開，多多擺設植物。有空時到近一點的海邊走走。多吸收一點新鮮空氣，對免疫系統就多一分好處。

除了要吸入足量的氧氣之外，還要多多呼吸乾淨的空氣。

研究顯示，在都市的室內空氣的品質很可能比室外空氣還要糟。油漆、地毯、傢具、清潔劑、塵埃、寵物的毛髮，都會污染空氣。所以，不使用地毯或是改爲木質地板，不用化學清潔劑而以溼布來清潔地板，這些都有助於你家的室內空氣品質。當然，不養寵物也會讓室內空氣乾淨一些。

負離子機和臭氧機的用途

具有空氣濾淨作用的產品，對於清潔空氣大有幫助。

市面上有很多種產品，其中最有效的是採用臭氧或負離子來達成清靜作用的設計，只不過這類產品需要花時間維護。比較實用的是能夠結合臭氧來產生負離子的產品。負離子是少了一個電子的分子結構，很容易吸附在諸如塵埃、細菌、病毒等等的分子上面，與它們結合起來，然後落在地板上。假如你家裡用的是只有離子的空氣濾淨器，要記得多多清潔牆面和地板。

臭氧的情況就好一點，因爲三個氧分子變成O_1和O_2，而O_1會把它所接觸到的所有分子都殺死，包括病毒、細菌與空氣中的髒污分子在內。不過，由於臭氧是一種自由基（free radical），自由基會對人的肺部造成干擾，這對於氣喘病人的影響尤其大。因此，假如把臭氧的量控制在低劑量，就可以很安全。現在大部分的空氣清靜產品都考慮到了這一點。

在消毒或清潔房間時，把臭氧機的出風口放在高處，把機器打開，讓它運轉三十分鐘。臭氧比一般空氣重，所以會緩緩由上往下降在房間裡的各個表面，殺死細菌或病毒。這方法很適合用來消除ＳＡＲＳ之類的傳染病病源。

臭氧機

市面上販售的臭氧機有不同的款式和機型。右圖這個是我設計的雛形。從機身接出來的臭氧出風管，可以用在很多清潔消毒的用途上。

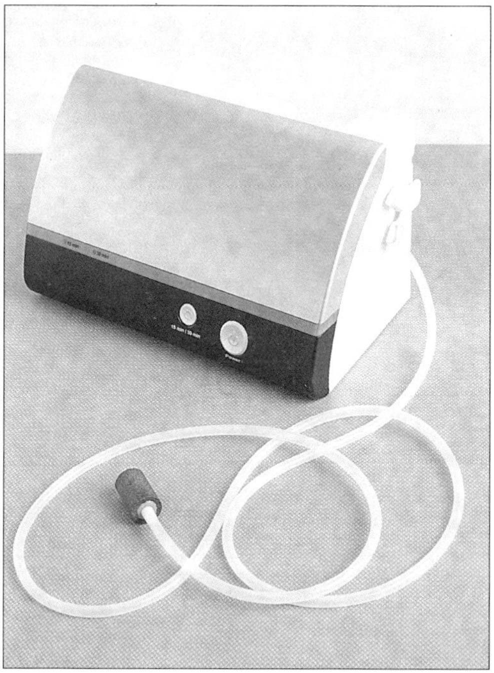

臭氧機用在室內消毒

把臭氧機的出風管放在高處，例如這張圖所顯示的，放在冷氣機的出風口，然後把臭氧機打開，運轉一段時間，可以消毒殺菌。

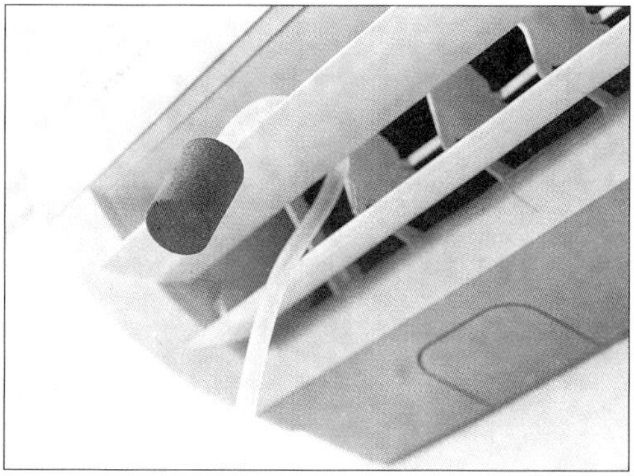

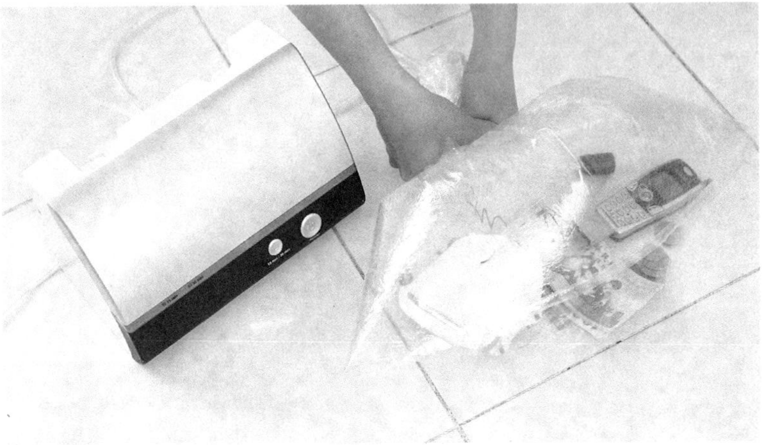

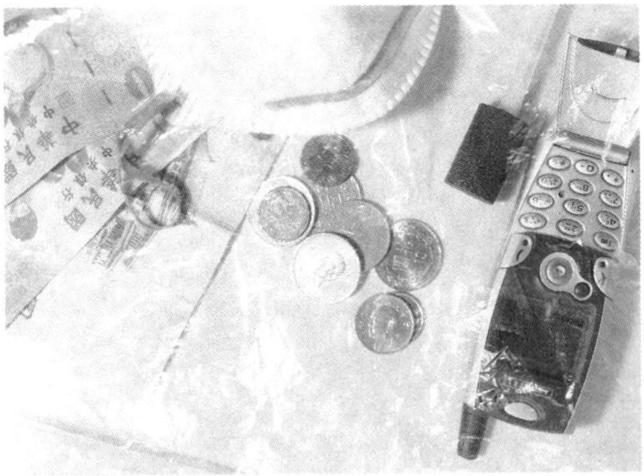

用臭氧機消毒日常用具

把錢幣、鈔票、手機等等你擔心會有細菌的物品放進塑膠袋，再把臭氧機出風管也放進袋內，用手把袋口攏緊，讓臭氧機運轉一段時間，這樣可以把這些日用品上可能沾附的細菌給清除掉。

此外，螞蟻和蟑螂都不喜歡臭氧，一吸到臭氧就會跑開。因此，你可以在廚房裡使用臭氧機，把機器開一整夜，以此來驅除討厭的蟲類。要記得把廚房的所有出口都封閉起來，否則蟲子們會從那裡鑽出去，跑往屋子的其他地方。

拿一個碗來，碗裡盛水，往水裡放臭氧，讓水起泡，這樣可以緩緩往空氣裡釋出臭氧，一來省錢，二來較不會使你的肺和喉嚨受到刺激。這個方法適合用在走廊或大樓的入口大廳。

新式的冷氣機和洗碗機有很多都具有臭氧功能。不過你也可以把臭氧機的出口管接上冷氣機，讓機器定時啓動運轉。

臭氧還具有其他的直接療效：

可以**治療耳朵發炎**：把臭氧機出口管與聽診器接起來，臭氧一接觸到細菌，就會把它們殺死。

可以**處理因黴菌造成的發炎**，例如香港腳：找一個夠大的臉盆，把兩腳放進去，加入水，蓋過腳掌，讓臭氧進入水裡；三十分鐘過後，你的腳應該就不會再發癢了。假如沒有完全止癢，就再做一遍，並且用一桶經過四十五分鐘臭氧處理的水沖洗你家浴室的地面，殺掉那些使得你腳部感染黴菌的源頭。

洗衣服時，可以把水用臭氧處理過，但要先把衣服和水倒進洗衣機浸泡二十分鐘，然後再倒入肥皂或洗衣劑，這樣不僅可以殺菌，還可以驅除那些產生臭味的細菌，衣服洗好以後既乾淨又清香。

臭氧機還可以用來清除食物裡的毒素。詳細例子請見第184頁的相關內容。

9 水

「總是要到水井枯竭了，我們才知道水的重要。」

英國諺語

大家都知道，喝水是爲了補充我們身體因爲流汗和排尿所失去的水分，並且從水中獲取礦物質（礦物質可讓骨骼強壯，讓神經系統放鬆）。然而，很多人不知道，水也是我們取得氧氣的來源。

在流淌的溪水裡，用一個杯子來汲水，這樣子取得的水是充滿泡泡的，而且是氧氣的氣泡，不是啤酒或汽水類的氣泡飲料中所含的二氧化碳氣泡。山泉水從山的高處流下，因此水裡面含有氧氣。喝了含氧量高的水，人體會覺得比較輕鬆，疼痛得到紓解，發炎現象也會減少。

値得一提的是，礦物質和氧的含量高的水看起來並不是透明無色的，卻是呈微微的霧狀，並且有汽水般的氣泡。全世界只剩下極少數幾個地方找得到這種好品質的水。

日本人設計製造出了能夠生產這種好水質的機器，但一部要賣好幾千美元，而且體積像大型冰箱那樣龐大。他們在水中以高壓方式注入氧氣和臭氧，然後把水灌入一個水槽，槽裡先放滿了含有豐富礦物質的石頭。水槽的溫度維持在攝氏十六度，以此完整保存水中的氧氣。他們在東京某所醫院裡做實驗，用這部機器的水來取代一般飲用水；結果發現，這所醫院裡的病人喝了氧氣與臭氧含量較高的水，他們的用藥量比其他醫院的病人少了百分之三十。

這樣一部機器，我們不必花很多錢也可以自己在家裡仿造一個。

在家製造高含氧的水

首先，找來一部品質好的濾水器，但必須是不會把礦物質濾掉，也最好是不用蒸餾程序、不採滲透作用的濾水器。

接下來，準備一個貯存用具——可以是大水壺、水缸或甚至魚缸（當然要清洗乾淨），然後注入已經經過濾器出來的水。

找一些在山裡撿來的石頭（通常會是鵝卵形或圓形的石頭），把石頭在水裡煮沸，必須煮十分鐘。

等待石頭冷卻後，把石頭放進先前備妥的放了過濾水的貯存用具裡，放進冰塊，讓水溫達到涼涼的十六度。

這時，開始有氣泡冒出，其中百分之九十的氣泡是氧氣，而因為水溫低的關係，這些氧氣可以貯存一段時間。

然後，把臭氧機打開一段時間。假如你的水缸有二十公升，那麼大約一個小時就可以喝了。水假如不到二十公升，就依比例來計算時間，但至少必須以臭氧處理十分鐘。

大部分城市裡的飲用水，水中礦物質的成份都很低。不妨經常服用礦物質的營養補充劑。缺乏礦物質會使人的情緒變沮喪，甚至減弱了免疫力。

紅茶與咖啡

紅茶和咖啡都經過高溫烘培，因此也就含有導致發炎的介質。現在研究已經知道，咖啡會把鋅濾掉，而且會使得有毒的金屬鎘在身體裡沈澱。咖啡還會因為刺激了甲狀腺的分泌而破壞荷爾蒙的平衡。一般的咖啡和茶並且含有殺蟲劑，因為現今並沒有相關法令的規範。為了免疫系統著想，最好不要喝它們。

最好的飲料不是別的，就是水。

10 食物

「如果沒有好好兒吃，我們就沒辦法想得準、愛得對和睡得好。」

維珍妮亞・伍爾芙

幾百萬年來，早在還沒有發現火的時代，人類住在大自然裡，並且生食。食物主要是從動物肉、堅果、核仁和昆蟲所得到的蛋白質，以及一點蔬菜，偶爾吃些水果。這種「菜單」包含了一切讓身體健康所必要的養分，因而能夠不靠藥物而在艱苦的環境下存活。但這麼一來，人類爲了跟隨著動物群的移動，不得不四處遷徙，過著遊牧式的生活。

到了大約一萬年前，人類的人口逐漸增加，無法再過遊牧式的生活，於是發展出貯存食物的方法和農業，並且畜養動物，以此餵養已經採用聚落式生活的人口。這些發展促成了與過去截然不同的飲食習慣。在此之前，人類只在偶爾發現了根莖類食物時吃到一些澱粉；而既然不再是現採現吃，就必須用烹煮的方式來滅殺細菌與寄生蟲，並且想辦法把食物貯存得更久一點。

這樣劇烈的變化，不可能不對人類的身體造成影響。這是因爲，烹煮加熱會使得食物產生毒素，破壞許多必要的營養成份，因此人類開始出現營養不良的問題和疾病。

因爲經過烹煮而遭到破壞的營養素裡面，有一種叫做酵素。酵素是形成生命的重要成份，對於身體各種機能都有作用，最重要的是消化。吃進了烹煮後的食物，身體就必須自己製造酵素來消化食物。但假如吃的是生食，食物本身就能提供足夠的消化酵素，這會比烹煮方式更容易讓食物分解，讓身體吸收營養。

加熱還造成了其他的不良結果：破壞了原始美味，產生了會讓身體發炎的化學物質，削弱了免疫力，使得身體比較無法維持健康，傷害了肝臟，甚至形成各式癌症。總之，烹煮食物的溫度越高，這些食物吃進身體以後對身體健康所造成的結果就越糟糕。

燒烤食物所含的毒素

第一項關於這方面的研究在五十年前就問世了。這份研究顯示，肉類在烤過以後會製造出致癌的成分。到了七〇年代，研究證實了烤肉所製造出來的致癌成分，並且發現烤肉時所生出的煙也會致癌。把食物直接拿到火上炙烤，包括使用了鐵網片的現代式烤肉，會在肉的脂肪裡面製造出好幾種化學物質，例如多環芳香烴（PAHs）、雜環胺（HCAs），以及其他會破壞血管、器官和足以損害免疫系統、增加致癌機會的自由基。

不僅是燒烤食物對人體不好，任何經過加熱處理的食物都會製造毒素。

蛋白質與醣類一起烹煮的時候，會形成新的化學物質，這個變化過程叫做「梅納反應」(Maillard Reaction)，這也就是我們在烹煮食物的過程中看到的食物從生到熟的色澤變化，好比麵包經過烘烤就會從白變成金黃。

目前所知，食物經過加熱會產生兩百種以上的化學變化，然而，幾乎沒有學者進行研究來證明這些化學物質會如何傷害人體健康。極少數的研究證實了這些化學物質有一種危險：會破壞DNA，進而導致癌症，並破壞腦細胞，形成帕金森氏症、老人癡呆症和精神分裂；這還不夠，它們還會提高你的食慾，使得你很容易發胖。它們還會造成情緒依賴、對於酒精的渴求增加、擾亂入眠、抑制性慾、打亂荷爾蒙分泌。曾經有研究顯示，老鼠食用了大量烹煮至燒焦的食物後，顯示出中毒現象，最明顯的是肝臟受損，以及罹患癌症等退化性疾病的機會增加。

雖然說人類是是唯一一種熟食的動物，但人體的構造並不適合以熟食維生。

麵包、餅乾和洋芋片所含的毒性

二〇〇二年瑞典的一項研究顯示，碳水化合物在加熱過程中會釋出一種毒素，叫做丙烯醯胺(acrylamide)。包括美國CNN新聞網與英國國家廣播網BBC在內的各大國際媒體和地方新聞都報導了這則消息。

根據研究顯示，丙烯醯胺會損害神經，造成感覺喪失、無法控制肌肉、發炎、癌症、組織和皮膚的早衰、動脈硬化、膽固醇指數升高、形成凝血的機會增加（因而有機會造成中風）、腎臟功能衰退、老人癡呆症和白內障。愛吃烤或炸得黃澄澄的食物，居然會有這麼多可能的後果！

安全的吃法是把碳水化合物加以水煮或隔水蒸熟，把溫度控制於攝氏一百度以下。傳統的烹調方式，例如以電鍋煮米飯或稀飯、蒸饅頭或年糕、水煮馬鈴薯、把麥片加入熱湯裡，都不會在過程中釋出丙烯醯胺。

把食物加熱到高溫，例如炸或烘烤達到攝氏兩百度以上，雖然可以讓食物保存較久，卻也會使食物變得不新鮮。這種烹調方式，可以做到想吃食物時就能吃到，但也增加了這類食物傷害身體健康的機會。爲了取食方便卻必須冒這樣的風險，值得嗎？

有人說，食物越是經過烹煮就越是美味。這說法有待商榷。假如食物確實新鮮並經過正確的方式煮熟，應該是越生鮮就越美味；食物若不新鮮或者品質不佳，用高溫來煮食的確可以補強它的美味，因爲烹煮的溫度越高，食物越會釋出脂肪其他化學物質，這就能使得原本品質不佳的食物增加美味。

說到這裡，要再提另一個重點。高溫烹煮食物還可以縮短準備餐點的時間——假如你曾經進入中餐廳的廚房參觀，你就會懂我的意思。一踏進中餐廳的廚房，只聽瓦斯爐哄哄作響，這些瓦斯爐被設計成可以快速就升到極高溫，這樣就使得食物可以在很短時間裡就煮好，快速煮出食物的美味並加以調味。

中式飲食確實很可口，但假如你發現中菜裡面有很多都是以高溫炸熟，就不得不說中菜是一種製造出很多毒素的菜式。一道看似無害的中式菜色，例如肉類與蔬菜一起炒熟，其實是很糟糕的食物，因爲這道菜裡的肉會先以高溫過油微炸，才與蔬菜同炒。更糟糕的是，很多餐廳爲了省錢，往往會把炸過食物之後的油回鍋使用，拿來炒菜。很多餐廳以爲顧客根本不知道自己吃了什麼東西進肚子……廚師們的任務只在於做出好吃的東西，才不必管健不健康的問題。這種做法一定要調整。餐廳所做的中菜比一般人在家裡煮的中菜糟糕很多，因爲一般人家不會擁有餐廳裡的特製爐火設備。

市面上的食物防腐法

現代食物的另一個問題是，必須保存比較長的時間。把生鮮食物以乾燥方式或以低溫方式調理來加以保存，特別是加了鹽或糖防腐，最多可以放六個月。聽來，多數的即食食物都應該要用這種乾燥方式來防腐，以免危害食用者的健康，對嗎？但實際情況並非如此。爲什麼呢？因爲，這些食物若要進入市場，可不能只放六個月。餅乾類食品從待在商店裡到擺上架到銷售出去，這時間恐怕就不只六個月了。商人理想中的食物保存期限是一年到兩年。此外，用高溫方式防腐，比低溫防腐來得省錢，在高溫下，一片洋芋片只需一秒鐘就能完成防腐，但在使用於低溫保存的去氧爐卻需要六個鐘頭。

今日，爲了長久保存與因應市場的需求，已有幾百種的化學性人工添加物用來幫助食物的保存與增加美味。我們實在會爲此而付出代價。食品添加物的負面作用說都說不完。

最基本的添加物是防腐劑。

首先，防腐劑本身就是一種毒素。即使我們每一次吃到的量並不大，但實在有太多食物裡都含有防腐劑。從鮮奶、各式醬料例如醬油、包括橄欖油在內的油品、各式即食食品例如泡麵和南北乾貨、所有的飲料和酒；此外，麵粉裡也有。只要是餐廳會用到的食物都包括在內。基本上，只要你買的不是生鮮狀態下的食物，而是快速可吃的食物，裡面就含有防腐劑。

整體來說，食品添加物會造成身體的發炎和免疫力降低，形成過敏，以及一大堆健康方面的問題，包括癌症與消化系統的問題。

許多人因爲突發的背痛、膝蓋痛、肩膀痛來找我治療。他們沒有受傷，近期生活裡沒有遭遇重大的挫折，實在不知道爲什麼會忽然痛起來。最常造成這些突發疼痛的罪魁禍首，是牛奶、乳酪和各式奶製品。隨著天氣入夏，乳製品裡的防腐劑含量會增加，以利保存，很多人吃了以後就會出現關節腫痛，身體平常就有毛病的部位更會突然出現疼痛。我讓這些人從食物開始，避免食用含防腐劑的食品，他們的疼痛竟然就一掃而空了。

糖的防腐效果與害處

糖是常用來爲食物防腐的物質。幾乎所有的碳酸飲料、冷飲、糕餅食品、洋芋片、各式鹹甜餅乾、糖果、冰淇淋等等都含有糖。然而，用糖來防腐並非無害的方式。用來防腐的糖分成幾種，其中對健康的傷害比較小的是蜂蜜與果糖，而白糖與糖漿之類的精製糖就很糟糕。不幸的是，大多數食物所用的都是精製糖。

人體吃了精製糖以後，血糖值會馬上發生變化，這就造成很多負面作用：免疫力會降低，因爲血液裡的白血球會變得比較無法起作用；有用的膽固醇（HDLs）會減少，而有害的膽固醇（LDLs）則會增加；身體裡的礦物質平衡會被打破，使得鉻與銅就有機會干擾鎂與鈣的吸收；在膀胱、直腸、乳房、卵巢、前列腺、結腸等部位的致癌機率會提高。還會造成蛀牙、胃酸過多、膀胱結石，增加罹患糖尿病、克隆氏症、結腸潰瘍等疾病的危險。發胖的問題不用多說。此外，攝取過多精製糖還會造成包括心臟疾病與眼睛疾病在內的各式疾病。

白糖（white sugar），其實應該被稱爲白死（white death）。

一罐普通包裝的冷飲，含有高達九到十二茶匙的糖。一條巧克力棒有五到十茶匙的糖；一份冰淇淋含有五到十茶匙的糖；一罐啤酒有三到六茶匙的糖；一份小小的乳酸飲品，就算它是低脂的，也含有九茶匙的糖。小小一罐可樂或汽水可以減低你的免疫力，而你的身體要爲這項傷害花費六個小時來修復。假如你已經感冒了，或者在像SARS這類的流行疫病盛行的時候還在吃甜食，等於自己找病上身。

食品添加物

除了防腐劑，食品裡面還放了很多其他的添加物，好讓食品吃起來更可口、看起來更色澤鮮豔，或者不致結塊。人工的食品添加物和防腐劑也會出現在藥品裡面；很少人知道，對於藥物的過敏反應是因爲對這些人工添加物的反應。

儘管很多人工添加物是有害健康的，但大家照用不誤；恐怕一直要到有科學研究證實了就算只使用微量也有害，大家才會有警覺。而實情是，用實驗證明某項添加劑

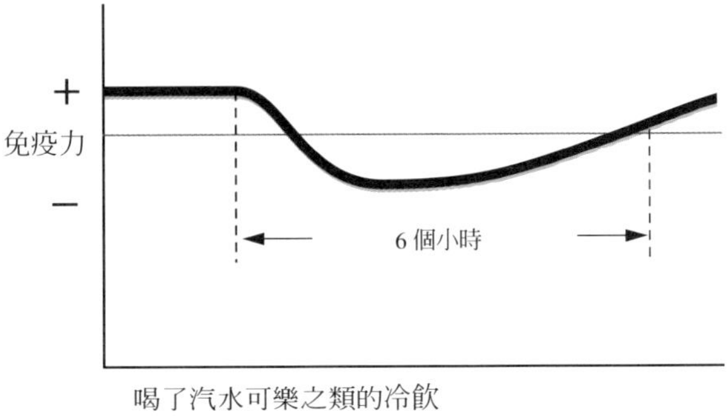

是安全的，然後把它的壞處淡淡一筆帶過，這樣做有其利益可圖。一直要到有很多人因爲某項食品添加物而生病或致死，它才會被列爲禁用品。

以代糖「Nutrasweet」和糖精的情況來說，這兩項添加物打從一開始就被報導成安全的，並且應用在很多號稱無糖的產品裡面。看一看很多無糖口香糖或糖果的包裝，你就會發現 Nutrasweet 這個字。

新近研究顯示，這種代糖是會要人命的：長期食用代糖會造成腦癌、子宮息肉、痙攣、風溼與關節痛、慢性疲勞、憂鬱症、記憶喪失、視力損傷或失明、四肢末梢的刺癢或刺痛感、口語表達不清、重度焦慮現象、月經問題、血糖問題、接近多發性關節炎的症狀，而原本就患有肌纖維痛症、帕金森氏症、震顫等疾病的病人，症狀會加劇。

如果你眞的非嚼口香糖不可，與其買號稱無糖其實含有代糖的產品，還不如買含糖的產品：糖是魔鬼，而代糖是大魔鬼。

這裡必須碰觸到一個食品添加物的大問題：當某一項食品添加物被列爲「安全」，這個「安全」是眞的「安全」嗎？

食品添加物固然都必須先通過測試才能使用，但這測試過程很值得探討。回顧歷史可以知道，很多看似無害的物質後來被證實爲可以致人於死地；更重要的是，即使測試顯示了食品添加物在使用少量時是無害的，但你作爲一個消費個人，你怎麼知道你從各

麵粉的白從哪裡來

用來製作麵條、麵包和各式糕點的麵粉，看起來沒問題，對吧？但麵粉並不是表面上那樣的單純潔白。

首先，麵粉在製造過程中要先經過漂白才會成爲白色，在這漂白過程中經常用到過氧化苯(Benzoyl peroxide)、氯、二氧化氯(chlorine dioxide)，可能會有微量殘留在麵粉裡。麵粉通常含有動物性的化學添加物 (註)，或者含有某些足以危害健康的添加物，例如：

・蔗糖、澱粉酵素(amylase)、抗壞血酸(ascorbic acid)

・ E223 重亞酸硫鈉：所有的硫化物都與氣喘有關。

・ E280 丙酸(propionic acid)：可以從動物中提煉，與偏頭痛有牽連。

・ E329 乳酸鎂：一種麵粉加工劑，在牛奶所含的水楊酸(Lactic acid)裡面取得。

・ E472 、 481 、 482 乳酸鈉與乳酸鈣：麵粉加工劑，屬動物性。

・ E920 半胱氨酸鹽酸鹽(L-cysteine mono-hydrochloride)：也是麵粉加工劑，從毛髮與皮革中提煉取得。

・溴酸鉀(Potassium Bromate)(924)：麵粉改良劑，過去普遍用於速食業所使用的圓形漢堡麵包類產品，1989 年立法禁用，因其爲高危險的致癌物。

註：假如你吃素，不妨自己在家製作麵條和麵包比較好，因爲市面上販售的麵粉都含有動物性產品。

式各樣的食用產品裡面不會這裡吃到一點、那裡吃到一點，加起來就攝取了過量的化學添加物？這些證明了食品添加物無害的研究，是針對個別添加劑所做的研究，卻不是研究每一個人攝取了添加物的總量。遺憾的是，還沒有研究對此做進一步的探討。

化學的食品添加物的存在，說明了這世界上大多數人口所採用的生活形態。就算食品添加物都被視爲可食用，我們也必須知道，任何外加於生鮮食物的物質都有可能造成身體的發炎，而這就對免疫系統造成壓力。越是經過防腐保存和加工改良的食物，對身體健康的危害就越大。

我們吃進了哪些東西，就決定了我們的健康和我們的未來。假如沒有了健康，我們有什麼未來可言？

最健康的飲食習慣

世界上最健康的民族是誰？從大多數的研究統計數字來看，最長壽的民族是日本人，其次是環地中海的希臘人、義大利人、西班牙人、以色列人。上述這幾支民族的飲食習慣裡面有沒有哪些特殊之處？他們吃很多的生食和水煮食物，食物很少經過高溫烹調或摻用化學添加物。一般日本人的一餐，常常包括味噌湯、米飯、水煮蔬菜、一點生醃的醃漬蔬菜，也許有一小塊煎魚或炸魚（這是經高溫處理的食品）。一般的環地中海民族的飲食，則包括了以橄欖油調製的生菜沙拉、水煮的馬鈴薯、水煮的長豆或豌豆或蔬菜，麵包（經高溫處理的食品），以及煎的、水煮的、或火烤的魚。

而在美國之類的所謂先進國家，一般人攝取的食物裡包含了大量經過防腐與保鮮處理的食品，或是高溫處理的餅乾、炸薯條、速食，再加上高度化學加工的飲料。結果如何？擁有舉世頂尖的國民健保制度的美國，國民平均壽命頗低。根據美國自己的公共衛生署的統計，在兩億五千萬美國人裡面，不到四百萬人可列入「健康」等級；超過一億兩千五百萬美國人每年都要因病而上醫院接受治療。十個美國人裡有三個人罹患癌症，而癌症人口的百分之八十最後會因癌症而死——這表示一年裡有五十萬人。

常見的亞洲式低溫食物

如果你是外食族，以下是幾種亞洲菜色裡的低溫食物：粥品、清湯、紅燒食品、水煮或蒸食的澱粉類如馬鈴薯泥、中式滷肉或滷豆腐、果汁、水果、乾果、沙拉、小火鍋、壽司和生魚片。傳統台灣小吃裡有很多水煮或蒸的食物，例如米飯、湯麵(最好把麵換成米粉或冬粉)、廣式飲茶點心(內餡往往加了很多味精，要小心)；越南菜的生春捲或蒸春捲都不錯。

此外，三分之一的美國人體重過重，但儘管美國人大吃大喝，卻都有營養不均衡的問題。五分之一的美國新生兒有缺陷或畸形，其中有一半是大腦的問題。一千五百萬美國人患有糖尿病或糖尿病相關的疾病，但難道所有的美國人都擁有不良的基因嗎？當然不是！這些健康方面的問題，來自於他們的飲食習慣——美式飲食以含糖飲料、油炸物、防腐食物和加工食物（含有化學添加物的食品）爲基本內容。

從老祖先的吃法到現代飲食

遠古人類的飲食習慣叫做採集與狩獵式飲食。獵到什麼、採摘到什麼，那天就吃什麼。有些民族直到二十世紀還保有這種飲食習慣，例如愛思基摩的依努特人（Inuit），他們的生鮮蔬菜資源少得可憐，而主食爲魚、海豹和鯨魚肉，他們把肉放在油燈上方慢慢煮，至於動物的脂肪和血則是生吃……生鯨魚肉據說是他們的零食。科學研究針對他們的健康狀況做了仔細的研究。幾乎沒有依努特人得到癌症，也沒有人罹患糖尿病，而儘管他們攝取的完全是動物性脂肪，心臟病患者的數目卻極少。他們的膽固醇指數很低，在一百零五到一四五之間。

過去五十年來，依努特人漸漸採用了西式飲食，從而影響了他們的健康。現在加拿大境內的依努特人，罹患癌症、心臟病、高血壓、風溼／氣喘的病人數，是加拿大其他人種的相關罹病人口的兩倍以上。依努特人的健康史上本來並沒有糖尿病這東西，現在他們的糖尿病患者數卻是加拿大人平均值的五倍。

其他很多不再行採集狩獵式飲食、改採西方現代式飲食的原住民族，也都和依努特人一樣遇到了類似的健康問題。

他們的古老基因顯然尚未完全接受現代的飲食習慣。而世界上其他的人就算比較適應了現代的飲食，罹患退化性疾病的比率仍然非常高。在台灣，每九分鐘就增加一個癌症病例。在美國，每兩個男性或每三個女性當中就有一人有罹患癌症的風險，而美國人罹癌後的死亡率爲四分之一——這表示每年有五十六萬美國人死於癌症，這比美國過去一百年裡因公殉職的軍人總數還要多！

現代人所吃的食物，特別是穀物類和奶製品，是在最近一萬年才進入人類生活裡的，而一萬年的時間根本不夠讓基因完全適應這項改變。乳製品約在七千五百年前成爲人類的飲食，亞洲人食用乳製品的時間又更晚近一些。

日本從一九四六年開始，追蹤了六千零九十三戶家庭總共兩萬一千七百零七人的飲食。研究結果刊登在《預防醫學》期刊上（Yasuo Kagawa, Department of Biochemistry, Jichi Medical School, Japan, 7, 205-217, 1978）。這項研究發現，一九五〇年的每人每年乳製品攝取量只有五點五磅；二十五年後，日本人每年平均攝取一百一十七點四磅的牛奶

簡易低溫食物調理法

調理出低溫食物的方式有幾百種，凡是把食物放進水裡或其他湯裡的都算。地中海國家的食物多半採用這種低溫烹調法，但是有一個步驟不合格：他們會先把洋蔥丁或蒜末下鍋炒一下。

事實上，這個先炒過的步驟是不必要的。

正確方式是先在鍋裡加水或湯，再加入蒜、洋蔥，不再下鍋炒或煎。這樣煮出來的東西還是可以很好吃，只是煮食時間長一點，約需二十分鐘。此外，水煮法會比煎炒法多用到五分之一的大蒜、洋蔥等香料與調味。

日本菜和南洋亞洲菜裡面包括很多的低溫食物，可是也有類似的先炒香料的做法。所以請參照上段的說明來調整。

在我所看過的食譜裡面，最簡單的做低溫調理法是「一鍋式」煮法。世界上所有的文化裡面都有這類的烹調法，在日本叫做「相撲鍋」(相撲力士所吃的火鍋)或「涮涮鍋」。在中國這叫做「大鍋菜」， 幾乎和日式鍋菜一模一樣。蒙古有，越南有，泰國也有。

說穿了，不過就是把所有的肉、海鮮、蔬菜丟進大鍋裡用水或湯去煮。當然，前面說過了，最好是只放進一種蛋白質(同一種肉)，而不必放進各種肉類和海鮮。西方飲食裡就有這種做法，主菜只吃一種肉品。

和其他乳製品。而這二十五年裡，日本人的中風增加了百分之三十八。

那麼，該怎麼吃才能讓免疫系統保持強健？

首先，**避免攝取加工過的食物**，特別是含有麵粉、糖、白米和玉米澱粉類的加工澱粉。

其次，**選擇不含防腐劑或化學添加物的食物**，也避免食用乳製品。

第三，**食物的烹煮方式只用生食、水煮或蒸熟這三種**。水是一種奇妙的物質，不管再怎麼把水加熱，它最高只會達到攝氏一百度，差別只在於產生了多少的蒸汽。

這三個基本概念對於提升免疫力具有不可思議的效果，可以立即降低身體因爲各種毒素而產生的發炎程度。我們一旦覺得抵抗力變差，好像快要生病了，這時就要立即遵循這三個概念。不過，關於食物的注意事項可不只這樣而已。

食物的輪替攝取法

我們的老祖先並沒有冰箱，所以他們是找到什麼就吃什麼。他們吃的都是「當令」的食物：獵到了豬，連著兩、三天都吃豬肉，吃完了再去抓魚或別的；發現了蘋果樹，就連著幾餐都吃蘋果，直到吃光蘋果爲止。我們人類的身體很喜歡這種飲食方式，因爲，人體需要花四到七天才能把某一種食物完全排出身體；豬肉就需要七天才能被身體「處理」完畢，而假如我們對於豬肉敏感或甚至過敏，卻每天都吃豬肉，身體就會產生發炎現象，因而削弱免疫力。既然我們不知道自己的身體究竟是對於什麼食物敏感或過敏，最理想的飲食方式莫過於採用「輪替攝取制」。

假如老是吃同樣的食物，我們的身體很容易變得負荷過重，以致出現過敏或敏感，抵抗力也變差。但如果我們每隔四到七天才吃到一次某種食物，那麼那項食物所產生的毒素將可以降低，身體比較不會發炎，免疫系統也就不會那麼累。因此，很多健康治療中心所提出的排毒食譜通常是四天以上的食譜。藉由這種「完全不吃」（禁食）和「吃」的輪替飲食法，身體才有機會清除掉所有可能導致發炎的源頭。

理想的輪替飲食法是：每一天只吃同一種蛋白質、同一種澱粉，並想辦法相隔至少四天再吃這一種蛋白質和這一種澱粉。在所有食物當中，最需要採用這種輪替攝取法的是蛋白質；麥類產品和豆類產品裡面也含有蛋白質，因此也要列爲需要輪替的範圍，而麥類產品和豆類一個星期只吃一次就好。

其實，最好的方法是一天裡只吃同一種食物，這樣你的輪替選項會更多。你可以第一天只吃黃豆類的蛋白質，第二天吃麥類的蛋白質，第三天是鮭魚日，第四天只吃鮪魚，第五天只吃蝦，第六天只吃螃蟹，第七天只吃豬肉，第八天只吃鴨肉，依此類推。

你也可以有自己的組合，例如第一天吃蝦和豬肉，第二天吃雞和鴨，第三天吃魚和

食物的輪替攝取，五日飲食範例

(記得，每天都要多吃蔬菜)

第一天：早餐　雞肉粥，或廣式雞肉腸粉
　　　　午餐　咖哩雞
　　　　晚餐　檸檬雞

第二天：早餐　牛肉湯
　　　　午餐　牛肉漢堡
　　　　晚餐　紅燒牛肉

第三天：蔬菜日
　　　　三餐都只吃蔬菜。這是爲了排毒和增強免疫力。

第四天：早餐　鮮魚粥
　　　　午餐　日式魚肉壽司
　　　　晚餐　蒸魚

五天：海鮮日
　　　　早餐　廣式蝦仁腸粉
　　　　午餐　清蒸螃蟹，水煮蝦
　　　　晚餐　清蒸牡蠣或生蠔，文蛤

牡蠣。

我在安法水蓮山莊的「健康銀行」飲食計畫裡，有一天的菜單是以豬肉、豆類和海鮮爲內容。午餐是海鮮拉麵：豆製麵條，放上水煮海鮮，倒入日式高湯底；晚餐吃豬肉腸粉，淋上以檸檬汁、大蒜、番茄泥、香菜調成的醬汁，配著豆製的麵條。這些菜都很好吃，既吃得飽，份量也足，並且符合食物輪替的做法。不過，接下來的四天裡就不能再吃這些食物。

每一個月裡，可以允許爲了特殊場合而在一餐裡吃各式各樣的食物，但千萬不要每天都這樣吃，因爲這樣只會造成身體發炎，減弱免疫力。

你不知道的食物過敏

我們永遠不知道自己的身體生來對於什麼食物過敏，或者是逐漸對於什麼食物變得過敏。事實上，吃同一種食物吃太久，我們可能就會對這種食物敏感，而這就會造成身體的發炎，最後就變成眞的對那種食物過敏。我們的免疫系統會因爲其他的健康問題而嚴陣以待，久而久之很容易形成過敏。

那麼，過敏會發生什麼事？除了皮膚發紅發癢，更會造成腸道發炎，而腸道發炎足以促成不良後果，比較明顯的像是胃酸脹氣、消化不良、腹瀉或便秘等等，以及以下這些問題：心律不整、喉頭黏液增加、鼻塞、粉刺或面皰、頸痛、背痛、關節腫痛、原有病症變得容易發作，而且較不易痊癒、月經來時會疼痛、性功能失調、失眠或嗜睡等的睡眠問題、注意力不集中而使學習事物有困難、甲狀腺分泌異常或月經週期不規律等的內分泌失調問題、精神分裂或憂鬱或情緒起伏劇烈等心理疾病、免疫力變差。

因爲對食物產生不良反應所造成的種種病症和過敏反應，會導致身體出現近似罹患了某種疾病時所生的反應，最後弄假成眞，就眞的得了那種病。以痛風爲例，痛風是因爲尿酸在手或腳堆積了結晶體所造成的痛症。得了痛風的人，會由於無法消化蛋白質和酒精而病症加重，但是很多痛風病人就算不再喝酒、不再攝取肉類等的蛋白質，也需要長時間才會痊癒。

有一個痛風病人決定用飲食療法來治療他的痛風，他生食，而且吃素，沒想到卻出現更嚴重的痛風症狀；最後，他決定做檢查來確定自己究竟是對哪些食物過敏——檢查結果發現他對於麥類製品高度過敏，而他原先採行的飲食內容卻包括了生鮮小麥草汁；他多喝了小麥草汁，痛風變得更嚴重。他禁絕了小麥草汁以後，痛風症狀竟不見了，但他多吃了幾餐麵條或吃太多麵包的時候，痛風又發作了。

假如你已經病了，趕緊避開你的過敏食物不吃，否則你會需要比較長的時間才能痊癒；假如你覺得自己快生病了，也趕快禁絕你的過敏食物，否則你眞的就會生病。

食物過敏測試

現在已經有一些測試可以讓你知道該避開哪些食物。美國有一家實驗室能夠做一種測試，可檢測出受測者對於一百種以上的食物的 IgE 和 IgG 免疫球蛋白抗體反應。這項測驗在台灣的安法診所也可以安排進行，雖然索費稍微昂貴了一些，但畢竟是一項很值得的個人健康投資，因爲測試結果可以顯示受測者對於哪些食物永遠會產生過敏反應，對於哪些食物則是短暫的過敏。

不過，這項測試並非十全十美，因爲它沒辦法檢測全部的食物種類或食物裡的所有成份。食物會因爲溫度的變化而產生化學變化，所以也許你對煎蛋過敏，吃了生的雞蛋卻沒事。此外，由於食物在調理的過程中可能會加入防腐劑或食用色素等等的添加物，而這些添加物也可能會造成身體的過敏反應。我們走進一家餐廳吃飯，實在無從得知端上桌的食物裡面到底在煮的過程裡加了什麼化學物質。

食物的成分也會因爲區域而起變化。例如你也許對加州來的番茄過敏，但對義大利番茄不會。季節也會影響食物的組成。用基因工程的方式改造了食物以後，一個本來吃正常玉米不會有事的人，卻可能會對基因改造玉米產生過敏反應。但我們多數時候並不知道自己吃到的是不是基因改造物！現代人再也無法眞正得知自己吃了什麼東西進肚子

台灣人的十大過敏食物

台灣的安法抗老預防診所有以下數字，說明了台灣人的過敏食物類型及其百分比。假如你急著知道自己的過敏食物名單，不妨先從禁絕下列的前五項開始！

1, 乳製品， 87%
2, 雞蛋， 81%
3, 小麥麩質， 35%
4, 小黃瓜， 20%
5, 玉米， 15%
6, 大豆， 14%
7, 柳橙， 13%
8, 芝麻、花生、西瓜， 12%
9. 蘑菇， 11%
10, 大蒜， 10%

註：對這項食物過敏測試有興趣的讀者，可以打電話詢問安法診所：
2325-0505

裡。

其他的過敏測試

除了上述測試之外，還有其他的簡易測試方法。

最簡單的方法就是**提高自己的敏感度**：吃過東西以後，就開始注意身體裡有沒有什麼反應，嘴裡有沒有破皮或腫脹？喉嚨會不會發癢？鼻子會塞住嗎？喉嚨有痰嗎？想咳嗽或打噴嚏嗎？胃部有沒有痛感或不適感？覺得需要很長的時間才消化完？會脹氣嗎？大便時會痛嗎？是否覺得想要拉肚子？頸部覺得緊緊僵僵的嗎？頭好像隱隱在作痛嗎？手、肘、脚、膝蓋、臀部的關節有微痛或刺癢感嗎？皮膚癢癢的？臉上好像要冒痘子？忽然間覺得疲倦、難過或有一點沮喪嗎？脾氣難以控制？假如出現上述任一症狀，都表示你剛才所吃的食物裡面包括了你會起敏感反應的東西。

假如你沒有感覺到這些症狀，可能你得再觀察一會兒。最好的觀察時段是早上，假如你早上起床後覺得有痛感、疲倦等問題，這跟你前一天的晚餐大有關係。

其次，你可以**仔細觀察你會很想很想吃到什麼東西**。食物過敏會以「上癮」的方式出現，當身體的敏感原含量降低時，我們會出現反向的行爲，忽然很想吃到那個有問題的東西。這包括麵包與乳製品等很方便取得的速簡食物，因爲它們含有會讓人覺得愉快的上癮物質。回想一下，你吃了一頓大餐後再走進麵包店，這時即使你肚子很飽，但剛出爐的麵包實在香得讓你還是好想咬一口，爲什麼會這樣？因爲你的身體需要來一點會上癮的東西。現代的食物從醬油到洋芋片，幾乎全都含有麥類和乳類的成分，表面上看不出來，但仔細讀一讀產品外包裝上的成份說明，你會嚇一大跳。

還有一個方法很簡單但也很有效。你可以在吃了可疑的食物之後，**檢查一下自己的心跳次數有無變化**。首先，你在空腹時先測量自己的心跳次數，正常人在正常情況下的心跳介於每分鐘五十五次到八十次。你吃下了某項食物過了二十分鐘之後，再測一下心跳，看看有沒有增加，假如增加了十次以上，那麼你就是產生了過敏反應。

這項方法簡單易用，只不過有一個問題：不容易判定你的過敏反應究竟是針對哪個因素而起。比方說，你吃了炸薯條之後測得了陽性反應，那麼很難判定你究竟是對馬鈴薯敏感，還是對炸過的食物都敏感，你說不定是對鹽分或油敏感。此外，想用心跳數來測試你對於食物的過敏反應顯然需要很長的時間。

良好的消化能力

一旦消化食物的能力出了問題，小腸道就會製造發炎狀況，因而減低了免疫力，也使人發胖。以下提出一些有關保持良好消化的基本原則。

第一，避免食用經過高溫取得的油，例如動物脂肪和植物脂肪（俗稱沙拉油），還有芝麻油、花生油、玉米油、葵花籽油。也避免食用以這類油所煮出的食品，例如美乃滋和沙拉醬。

第二，只吃低溫製成的油。這包括橄欖油、葡萄籽油、琉璃苣油和亞麻籽油。大多數科學研究都顯示，食用不經加溫的橄欖油可預防心臟疾病與自體免疫疾病，並提升免疫力，還有助於減重和消化。

第三，哪些食物放在一起吃，也對消化有影響。若要得到最好的消化，就把蛋白質與蔬菜一起吃，澱粉類與蔬菜一起吃，但蛋白質不要與澱粉類一起吃。這就表示有很多食物是不利於消化的：例如披薩、三明治、包了肉餡的餛飩或水餃、加了肉或海鮮的炒飯與炒麵。

攝取了過多不易消化的食物，對於免疫系統是一大負擔。因爲消化系統的運作一旦被延遲，就會造成發炎，這時免疫系統只好站出來保衛身體，這會消耗掉身體其他部位的白血球。這就是爲什麼，以低溫食物爲主食的人通常會覺得身體的抵抗力變強，而且不需要限制食物攝取量也能減輕體重。

超量飲食會打擊免疫系統、加速老化、簡短壽命。所以，你每一餐都應該只吃八分飽，而爲了健康和長壽著想，盡量不要去吃到飽的自助餐廳，也避免參加任何容易吃過量的場合。萬一非去不可，一定要維持正常的食量，不要把自己吃撐了。

增強消化能力的簡易原則

- 不要攝取含糖量高的食品，這類食品會讓你的血糖值產生快速而劇烈的變化，也會阻礙其他食物的正常消化。如果你非要吃像巧克力這類的高甜度食品，那就把它當零食吃，不要在餓的時候吃。
- 少量多餐，一天裡吃幾次量少的正餐和幾次零食。
- 避免食用太油的食物。
- 吃飯時不要喝飲料。喝過飲料後至少半小時再吃飯。飯後一個小時也不要喝飲料。
- 假如餐間想喝酒，那就喝一小杯紅酒，可以幫助消化。不要過量，喝太多紅酒反而使得消化不良，也會傷胃。
- 小心用鹽，別吃太鹹。過鹹的食物會傷胃。
- 增加蔬菜攝取量。一般蔬菜都很容易消化，也是纖維質、維生素和礦物質的重要來源。把一天的蔬菜攝取量增加百分之五十，你會更健康強壯，因爲高量的纖維會爲你解決便秘的問題。
- 細嚼慢嚥，每一餐飯至少要用到二十分鐘。

- 含水量高的水果，例如瓜類，最好單獨吃。它們所含的大量水分進入胃之後會減緩消化速度。
- 飯後避免再吃冷食或喝冷飲，這類的東西當作零食單獨吃比較好。
- 吃飯時要保持愉快的心情，不要惦記著生活裡的問題，不看電視不聽新聞，不要聽音樂，把光線調暗一些，與你喜歡的人一同用餐，開心說笑，好好享受食物與歡聚的時刻。
- 飯後要散步！
- 胃不舒服時，喝一點不含糖的熱飲或湯。避免喝牛奶，牛奶裡含有刺激胃酸增多的蛋白質。
- 不要在飯後喝咖啡、喝茶。咖啡和茶會刺激胃酸的產生，就某個角度來說是會刺激消化沒錯，但咖啡或茶會產生上癮作用，也會使得腸道產生發炎。
- 每天喝七到八杯的水，純淨的水，最好是經過了逆滲透過程所過濾的水。
- 如果你抽菸，在抽每一根菸時都要喝水。如果你喝酒，在喝酒的同時也要多喝水，而且要喝得比酒多，因爲酒會使你的身體脫水，而且酒裡面所含的化學物質會擾亂你身體的運作，因此你需要多一些水分來處理這些狀況。
- 濃湯是不錯的食物，不過假如是清湯，就要單獨喝，不要與正餐一起。

自然減重法

多吃易於消化的食物，有助於控制體重。

體重的增加，多半是因為消化狀況不良。假設你吃了炸雞(蛋白質)與飯(澱粉)，剛吃完時覺得很飽，但米飯很快就會消化完畢，可是炸雞不容易消化，還在胃裡等著。這時我們的血糖已經降低，造成了飢餓感或虛弱感，於是我們想藉由吃東西來補充體力——順手抓了澱粉類的餅乾、糕點、甜品、加了糖與奶精的咖啡就吃。吃過零食，血糖快速上升，我們覺得精神一振，但尚待消化的炸雞蛋白質和脂肪這時候才慢慢分解，慢慢把卡路里往血液裡送。卡路里一進來，我們吸收到的熱量超過了需求，因此就造成體重增加。

假如只在肚子咕嚕叫的時候才吃東西，事實上是可以減輕體重的；或者應該這麼說：會達到正確的體重。假如都只吃以低溫烹煮的食物，胃在吃飽後大概三個小時會開始咕嚕叫，向你發出訊號表示需要再進食了；這是一種健康的控制血糖和體重的方法。

但吃了以煎炸燒烤等高溫方式烹煮的食物之後，你的胃幾乎不會咕嚕叫——下次你仔細觀察，要六個小時以上你才會有飢餓感。而有些食物實在難以消化，胃甚至過了十二個小時都不會發出咕嚕聲。食物蹲在腸胃裡不動，沒有往血液輸送糖分，問題是你在等待消化的時間裡已經覺得餓扁了，又去找東西吃了。

所以說，會變胖，是因為你被你的胃騙了，在不餓的時候拼命吃，吃進了過量的東西。

・薑是天然的助消化物，把生薑切成薄片或細絲，在吃飯時配著吃，可以幫助消化。也可以把薑放進水裡煮成茶，用黑糖或蜂蜜調味，製成薑茶來喝。

・木瓜或甜度較低的鳳梨裡含有很有效的消化酵素，在飯後吃可以幫助消化。

・服用酵素藥片。市面上買得到包括木瓜素、鳳梨酵素在內的膠囊式產品。

・假如你有潰瘍之類的消化道疾病，不妨喝蘆薈汁。每天喝兩次，空腹時候喝，每次七、八十CC即可。新鮮高麗菜汁也有類似的效果，但一次要喝兩百二十CC左右。

排泄、斷食與身體大掃除

身體不僅需要純淨的養分，也必須把進入身體的廢物和毒素排掉，假如排不掉，就會增加免疫系統的工作量，並使得毒素在身體裡逐漸累積，危害健康。身體假如充滿了毒素，疾病就會在察覺不到的情況下悄悄生成。

皮膚

皮膚是人體很重要的排泄器官。身體藉由出汗來排除廢物與毒素，這也是造成發燒的原因之一。我們所流的汗與伴隨而來的發燒，就像一扇門，把毒素與病毒之類的入侵者往門外推，發汗與發燒是身體爲了排泄廢物、清潔自身所作的反應，目的是爲了讓免疫系統恢復正常工作。美國印第安人的「流汗小屋」就是爲了達到這種作用。

規律的運動足以使人發汗，達到排毒的功用。三溫暖也能達到類似的效果，不妨把運動與三溫暖結合起來，這樣更能讓皮膚發揮它的強大排毒功能。在運動過後和進入了三溫暖之後，一定要洗澡，並輕刷皮膚，把從身體裡面逼出來的毒素給刮掉。

若想達到出汗的最佳效果，請務必採用「二十分鐘」原則。洗三溫暖時，至少要出汗二十分鐘；有人在身體剛開始發熱時就走出三溫暖室，這樣是沒有排毒效果的。一定要在三溫暖室裡待到出汗，而且出一陣子的汗，直到你受不了爲止。計算一下你出汗的時間，時間足夠了再走出來冷卻。這時要喝五百CC的水，然後再進去，再流一次汗。

假如你足足流了二十分鐘的汗，你極可能聞得到身上冒出毒素的氣味。研究顯示，受測者說自己聞到了咖啡、藥物、菸草等等毒素的味道。吸食海洛因等毒品的人，也聞得到皮膚上透出的藥物味。假如能每天做一次，每次至少一個鐘頭，可有效抑止斷癮症狀（withdrawal symptoms），也可有效戒除藥癮。有研究證明，此法可以使人戒除菸癮。

腎臟

腎臟是循環系統的排毒器官，極其寶貴。腎臟需要有充分的水來幫它工作。

萬一你的飲食裡含有大量的鹽分，甚至是你所喝的水裡含有過多鹽分，你的腎臟很容易被損傷。爲了保護腎臟，絕對必須喝不含鹽的水，每天至少喝八大杯（總共兩公升）的水。假如你的腎臟本來就有問題，更要注意喝水。有幾種藥草植物泡成飲品來喝對於腎臟功會有幫助，例如洋甘菊（chamomile）、蒲公英、西洋香菜（parsley）、苜蓿和杜松梅（juniper berries）。

有時候你覺得虛弱、疲倦或不適，這時可以用喝水和斷食法來治療。第一天什麼都不吃，只喝水，喝到十公升的水，讓你的胃裡充滿水；大半天後，你實在餓得忍不住了，這時再吃點水果。你很快就會覺得舒服很多。痛風病人假如在一覺得痛的時候就趕緊採用這個方法一兩天，可防止結晶體在關

不良姿勢與消化不良的惡性循環

不良姿勢會壓迫胸腔與腹部，影響消化道和其他內臟器官；然後，消化系統的問題會造成營養不良和內部器官失調。另外，由於體內大部分的神經都通過脊椎，所以姿勢不良和其他脊椎問題對於神經所形成的壓力也會造成消化問題，甚至心臟、腎臟等器官的疾病。如果你有消化不良的問題，試著像士兵一樣抬頭挺胸，幾分鐘後你的胃就會舒服多了。切記，姿勢不良也會使得身體發炎，減弱了免疫系統。

節處沈積。有腎結石但結石還不算大的人也可以採用此法。

消化道

消化道系統總長大約十五到十七英尺，從嘴巴開始，包括食道、胃、小腸、大腸。除了消化功能以外，消化道系統也有排毒的功能。排毒這方面的工作也加入了肝臟與膽：肝把身體所吸收進來的一切東西加以過濾，膽則分泌膽汁來協助肝的工作。萬一肝的狀況不良，毒素就有機會進入身體，造成毒害，這將使得接替肝功能的免疫系統的負擔加重，進而減弱了免疫力，使得身體更易受疾病的侵襲。

很多人以爲，肝功能不佳是由於喝酒所導致，事實上肝的問題與長期的飲食習慣有關。假如你總是吃高溫食物和不易消化的脂肪，肝就容易出問題。華人的肝問題比其他人種都多，追究原因，與飲食習慣脫不了關係，因爲華人飲食多半是用品質不佳的油類來煎或炸食物。

爲了擁有健康並增強免疫力，消化道、肝和膽等器官都必須維持乾淨與健康狀態，而這就必須要食用低溫食物和低溫油脂，並且多多攝取纖維。腸子需要纖維來有效移動食物，假如飲食裡缺少纖維質，腸子裡的食物就需要花比較長的時間來移動，而這就又把免疫系統召喚出來，執行對抗毒素的工作。

另一項削弱腸道與肝功能的因素是：壓力。壓力太大的人，身上所有的消化器官所接收到的血液和養分都會比較少，這就不利於這些器官的健康；長此以往，將會使得器官受到永遠無法痊癒的傷害。潰瘍、結腸發炎、便秘、膽與肝的問題都可以由壓力引發。此外，酒精過量和許多經由醫生所開立的藥方也會造成類似的傷害。

體內大掃除

我們隔一段時間就會打掃房子，但爲什麼不清掃自己的身體呢？身體也需要大掃除的。最棒的體內大掃除方式是只吃蔬菜與水果，不管是生吃或打成果菜汁都好。

體內大掃除的時間不拘，從一天到二十一天都可以，主要是看你覺得自己身體裡面有多少毒素。

如果你覺得你的飲食習慣不良，也吃了很多的有毒素的食物，那麼也許每一個星期裡就要有一天是只喝蘋果加胡蘿蔔加高麗菜的果菜汁。

假如你平常蠻注意飲食，但你覺得很容易疲倦，而你以前並不會這樣，那麼你不妨來一次爲期一到四天的清掃，這幾天裡只喝果菜汁或只吃生食（生魚片也包括在內），這趟清掃可以維持三到六個月的「清潔」。

但如果你生病了，你就要每隔三個月就來一次爲期二十一天的清掃，在這二十一天

寄生蟲的問題

寄生蟲會削弱身體的排泄功能，造成免疫系統的負擔。已知的寄生蟲有幾千種，但醫學界並沒有進行多少研究來了解身體的各種寄生蟲，以及它們對健康造成的害處。但目前相信，每個人身體裡多多少少都有寄生蟲，而其中的大多數並沒有讓我們出現明顯症狀。

寄生蟲可以藉由飲用水進入人體，從手進入嘴裡，從寵物、另一人體、食器、接吻、性交、毛髮等等各種管道，所以我們恐怕是沒辦法完全不接觸到寄生蟲的。幾乎所有人都染有某些寄生蟲，只是自己不知道罷了。

最常見的寄生蟲叫做念珠菌。念珠菌一找到繁殖機會，就會在腸子裡生出足以穿過腸壁的根，釋出酵母菌進入身體。這些酵母菌會攻擊身體各部位，形成菌叢。有些醫生認爲，這類酵母菌菌叢所釋出的毒素就是疾病的源頭，造成長期倦怠、肌肉疼痛無力和內分泌失調。

不管是什麼寄生蟲，對於人體都會造成兩種影響：

第一，寄生蟲會先把養分吃掉，這可能會造成營養失調。第二，寄生蟲會把所產生的廢物倒進人體裡，這些廢物會對人體免疫系統形成壓力，最後可能轉變成對於食物的排斥和過敏，或者造成各種不良後果，例如膚問題、消化不良、血糖問題、心因性疾病、頭痛與肌肉疼痛、發炎的程度加重。

殺寄生蟲的方法

通常，烹煮食物的過程就可以殺死寄生蟲，不過，要生吃某些蔬菜與水果時，務必把水果蔬菜都清洗乾淨，免得吃進了寄生蟲。在家裡不妨使用臭氧來殺菌。

吃了抗生素之後，你腸子裡的健康細菌也會被殺死，使得像是酵母菌、黴菌之類的入侵菌種和其他寄生蟲在你體內大肆發展。這種情況很難避免，但若能在服用抗生素的同時也服用大量的乳酸 A 菌(acidophilus)，多少有一點幫助。

可以常飲用某些有殺蟲作用的藥草茶，例如大蒜、黑核桃、苦木片(Quassia)或毒參茄(Mandrake)。有些吃什麼東西都會過敏的患者，靠著喝藥草茶就可以把寄生蟲殺光光。

現在市面上也買得到提煉藥片。服用時，要連續服十天，然後停藥五天；這個過程持續兩次。一年做兩次，可以防止寄生蟲在身體裡傷害你的健康。

假如你身體裡有念珠菌或其他的長久性病毒，就必須採取比較強烈的手段來殺菌。首先，不要吃任何經過加工的食物，不碰咖啡、紅茶、酒精、醋、醬油等等經過發酵的東西，只吃蔬菜、全麥和蛋白質，多吃大蒜、含有羊乳辛酸(Caprylic acid)的有益酸菌製品、制毒的維他命和礦物質。此外，還要避免食用會使你產生過敏反應的食物。

裡只吃生食。市面上找得到書籍教導這種全生食的調理食譜。

特別說明：不管你的清掃時間是一天或二十一天，都要注意運動的問題。輕量的運動例如走路還可以，但切記不要舉或提重物，不要執行任何需要動用大量體力的活動。這是因爲你在清掃期裡，包括鈣在內的許多礦物質含量會變低，而因爲蛋白質缺乏，血糖稍低的關係，這時候如果大量運動肌肉會有危險，肌肉很容易疲乏，甚至導致椎間盤受傷。

可以增強免疫力的食物

免疫系統需要武器才能作戰。這些武器包括了抗毒的維生素C、A、E，以及一種新近在葡萄籽、松樹幹、樹脂裡發現的新維生素 Pycnogenol，此外還需要鋅、鈣、鉀等等礦物質。你可以藉由服用綜合維他命藥丸來取得這些養分，但問題是藥丸裡面這些維生素與礦物質的濃度不夠高，而且因爲它們是化學合成，不易被人體吸收。因此最好的來源就是新鮮食物。以下列出幾種最易立即取得的食物，它們含有上述提供免疫系統作戰之用的養分。

油脂　油脂可以降低身體的發炎程度。最好的油是橄欖油、亞麻籽油、葡萄籽油等等的低溫製成油。市面上販售的油品多半是經過高溫程序製作出來的。吃生鮮的魚，特別是像鮭魚和鮪魚等深海魚類，可以取得 omega3 脂肪。omega3 脂肪有助於降低發炎，但這些魚要在生吃的時候才有不受熱度破壞的 omega3 脂肪。最糟糕的油是棉籽油、植物油、玉米油、芝麻油、花生油。麵包店常用的人造乳瑪琳奶油也很不好。

番茄　含維生素C（生吃時才有）、維生素A、鐵、鉀等等營養素。番茄的紅色部份含有茄紅素，這是一種非常有力的提升免疫力的物質，不會因為水煮或蒸而流失；事實上，番茄煮過以後會產生更多的茄紅素。番茄汁的確含有茄紅素等等營養，但市售的番茄汁往往同時含有大量的糖分，而糖會降低免疫力。

綠色花椰菜與深綠色蔬菜　煮過以後含有鈣等礦物質。也有維生素C和其他增加免疫力的養分，並且是良好的纖維質來源。

大蒜與洋蔥　早就享有抗病毒的盛名。生吃最好。可增強血液循環、降低高血壓和血糖，促進消化，預防癌症。五到八瓣的大蒜（或者一整顆洋蔥）可以提升免疫力達四小時；四小時過後，你就再吃幾瓣。可以搭配涮肉片或南瓜一起吃，因為涮肉片或南瓜可以抵消掉大蒜和洋蔥生吃時所造成的灼熱感。這些食物也很好消化，差不多四個小時之後你也就會覺得餓了，餓了就再吃一次。感冒時不妨採用這個食療方法一直到痊癒，通常需要四天。吃了大蒜或洋蔥會有異味，多洗幾次澡，嚼嚼西洋香菜可以消除一點味道。或者邀請周圍的人一起吃。

薑　幫助消化，爲腸道清除毒素，能抗病毒與細菌，增強免疫力。在餐間，切成絲生吃的效果最好，在湯裡加薑絲或煮成薑茶的效果也不錯。

木瓜與鳳梨　含有可幫助消化的酵素和維生素C，以及其他對於免疫系統有益的營養。生吃最好。在SARS疫情高峰期，各式傳言說起了這兩種水果有助於對抗SARS；事實上，它們因爲能夠幫助消化並有提升免疫力的效果，所以可以幫助你對抗所有的疾病。

紅辣椒　含有維生素C，可以刺激循環系統的運作、加速消化、殺蟲除菌、增強免疫力。生吃的效果最好。

南瓜子和牡蠣　鋅是白血球在對抗病菌時的重要礦物質。缺乏鋅，免疫系統會產生激烈的變動。可以服用鋅片，或者吃很多的南瓜子和牡蠣。南瓜子最好是在浸泡了水六到十二小時以後就吃，這樣可以保有南瓜子裡的油脂，有助於降低身體的發炎程度。

綠茶　製作過程不經過烹煮，不會導致發炎。可加強免疫力。

天然發酵的食物　市面上販售的天然發酵產品裡包含許多危險的化學添加物。你可以自己製作，例如韓式泡菜裡面就含有對腸道很有益的乳酸菌。亞洲人口百分之九十都對乳製品過敏，所以大部分亞洲人其實應該避免吃優酪乳，改吃其他的眞正天然發酵的蔬菜。

堅果與核仁　通常含有品質最好的油脂，吃之前最好浸泡在水裡六到十二小時。它們所含有的油脂，可以減低身體的發炎程度，改善臉部皮膚的膚質。把堅果與核仁與適量的水放進果汁機裡，打成乳狀，可做成杏仁奶之類的飲品，水放少一點，打成泥狀，則是很棒的食物醬汁與沙拉醬。

新鮮水果和生鮮蔬菜　維生素C是免疫系統的一大武器，但它很容易被破壞，連接觸到水果刀刀鋒或者加熱都可能會被破壞。最好的維生素C來源是新鮮的水果和蔬菜。維生素C含量最高的水果之一是奇異果，檸檬也不錯，有抗病毒的效果。在傳統的希臘治療法裡面，遇到胃痛、感冒、腹瀉、吃了不新鮮食物，都用喝檸檬汁的方式來治療，幾乎是立即見效。

洋芫荽、蒔蘿、俄勒岡葉、芫荽等新鮮香草 生吃（例如切成末，撒在食物上或與食物拌勻調理）時含有維生素C等維生素和其他礦物質，不僅可提升免疫力，還能抗病毒、殺菌、幫助消化，增強消化器官的功能。經過烹煮的效果會大打折扣，只剩一點點好處。新鮮香草最重要的一點是：它們是天然的調味香料，是取代化學調味料的最佳選擇。

蘆薈 可降低發炎程度。使用蘆薈製成的飲料、霜狀物、藥片等產品，效果都很有限。蘆薈的效果最好的部份在葉子，遇到一般的燙傷、割傷、紅腫發炎時，裁幾片蘆薈葉（敷在傷口處即可。蘆薈很容易種植，家裡可以種一些，它是很棒的急救物。若要治療腸道的發炎，裁一片蘆薈葉，與水、蜂蜜一同放進果汁機，打成汁，空腹時候喝，例如早晨起床後就先喝一杯，或者臨睡前肚子空空時喝一杯。蘆薈汁會造成腹瀉，但不要擔心，這個腹瀉過程會幫助清除直腸的毒素。假如你一直有腹瀉的問題，打汁時就不要放入蘆薈葉。

健康食品或藥物有效嗎？

市面上有成千上百種產品宣稱具有強化免疫力的功能。有的是採用中藥觀念製成的

用臭氧機把食物變純淨

假如我們買的是新鮮食物，我們的免疫系統就不需要對抗防腐劑和化學添加物。

然而，就算買了生鮮食材也不保證就沒有農藥、寄生蟲、抗生素或細菌和病毒，尤其雞或豬之類的家畜，或是來自養殖場的魚或海鮮。你可以用臭氧科技來解決這個問題。

照著臭氧機所附的指示，把生鮮食物所含的毒素去除掉。若擔心抗生素的問題，就先把肉剁碎或切成小，讓臭氧分子與食物接觸的面積加大，讓臭氧分子發揮效果。

水果和蔬菜裡極可能有農藥殘留，建議你盡量買有機蔬菜。但如果你買的是一般蔬果，就把蔬果浸泡在水裡，然後把臭氧機的出風管口放進水中，打開臭氧機，運轉三十分鐘。這樣可達到消毒的效果。

有些食物看似天然，卻含有很多添加物與毒素，例如堅果類、水果乾，假如能用臭氧來把它們加以消毒，它們就不會傷害你的健康，還會更好吃。

乾燥式消毒法

至於咖啡與茶往往含有殺蟲劑，但又不能浸泡在水裡，那就把咖啡和茶葉放進塑膠袋裡，接上臭氧機的出口管，啓動機器，以此清潔。

這種乾燥消毒法適用於所有的食物，也比浸泡法省下一半的時間，但記得要不時搖動或移動食物，讓臭氧盡可能接觸到食物的表面。

去除紅酒裡的添加物

去除紅酒裡的添加物的做法如下：把酒從瓶子倒出，倒入一個不鏽鋼碗中；然後把臭氧輸出管放進去，使用最少三分鐘。這樣處理過後的紅酒酒味稍淡，但比較順口，喝了不會頭痛，就算多喝了幾杯也不會宿醉。

也可以同法來消毒酒精度較高的伏特加和威士忌，但時間要稍長一些，不過也許酒精會消失很多。此法不適用於啤酒，因爲會使得啤酒的泡沫感全失。

也可以用同樣的方法來清除牛奶、豆漿等飲品裡所含的防腐劑。

產品，有的是出自西醫天然療法所採用的藥草，各式各樣。其中有很多產品確實可以降低身體的發炎程度或者是讓白血球更活躍，因此有提升免疫力之效。

但要知道，假如沒有某些必要的養分，例如鋅和維生素C，這種提升免疫力的做法可能並沒有好處，就算服用了，可能只會出現諸如發燒、拉肚子、有痰等微量的免疫力活動，但並沒有實質上的明顯幫助。

今天，你覺得身體不舒服……

小時候，大人說我們一定要上學，不管感冒發燒都要風雨無阻。這種教育，從小學延續到中學大學，到進入職場。所以當身體不舒服了，或是已經出現了感冒前兆，大家還是照常上班……於是，就把病傳染給其他抵抗力比較弱的同事。來了個SARS這種可以致命的新型呼吸道疾病以後，大家開始戴口罩，公共場所開始測量進出民衆的體溫。這種改變是相當好的，因爲大家開始提高警覺，對於所有的小毛病都不會掉以輕心。所以說，以前的教導是錯誤的，感冒了或者身體不舒服了就不該再工作，而應該馬上謹慎處理。

覺得身體似乎不對勁時，第一件事就是休息。把所有原定的計畫都縮短或者暫時取消，騰出一整天來，在家休息。對照本書所提出的各項解釋，想一想自己是哪裡出了錯，是前一晚吃了什麼不健康的東西？連著幾天都太晚睡了？情緒不好？缺乏運動？……切記，你的身體是有極限的，必須遵守這些限制。

然後，為自己訂出一個計畫，每兩個小時要做一件對提高免疫力有幫助的事，遵循以下的建議：

飲食：把大量蔬菜（洋蔥、大蒜、南瓜、高麗菜、蘿蔔等等）丟進盛了水的鍋裡，如果你想吃肉，就選一種肉加進去，例如雞肉。把一大鍋的菜煮幾個小時，你一整天裡只吃這鍋裡的東西。餐與餐間可以吃一點不甜的水果，例如芭樂或奇異果，但不要喝甜飲也不要吃甜點。

然後，準備五公升的水，經過臭氧過程處理，把水放在你床邊，準備等會兒躺著休息時，每半小時可喝一杯水。

沖個澡或泡個熱水澡，然後光著身子，或者上身只穿寬鬆的棉質T恤或睡衣，而下身什麼都不要穿，準備躺上床。把臥室的溫度調成剛剛好，讓氧氣濃度充足，不要覺得悶悶的。打開窗子，開電扇讓空氣流通，然後喝一大杯水，上床。拿起你事先備好的勵志或心靈書籍來讀。

萬一覺得餓，就吃一點你今天煮的大鍋菜，可以配點生大蒜，或切一些細薑絲和青木瓜絲配著一起吃。拿一點浸在水裡一整夜的生南瓜子當點心吃。服用濃度一千mg的維他命C片、一萬IU的維他命A片、一千六百IU的維他命E片，和一片含有鋅的綜合維他命。

接下來的一整天裡，都躺在床上休息，讀書，聽音樂，做一點呼吸運動，想睡就睡。隔天早上醒來，你應該覺得好多了；假如沒有完全復原，就再重複一遍，再休息幾天。想想身體需要四天才能清除掉毒素，所以你的感冒等不舒服症狀有可能就需要四天才能康復。完全痊癒以後再進行你原先的計畫。

立即調節免疫力

	項目	免疫力級數受到影響的程度
空氣	•呼吸到乾淨而含氧量高的空氣	達到級數 8 至 10, 效果持續爲呼吸時間的兩倍
	•在室內或飛機的空間裡	-1 或-2, 效果持續爲呼吸時間的兩倍
水	•飲用自來水	每喝一杯都-1, 爲時幾分鐘
	•濾過水	無效用，至多 +1, 幾分鐘
	•乾淨的山泉水, 或是以臭氧處理過的水	+1, 維持兩個小時
食物	•生鮮食物，生食	達到級數 8 至 10, 並維持四個小時
	•水煮與蒸熟的食物	+1 或 +2, 維持兩個小時
	•炸食、烤食、烘培食物	-1 或-2, 視食用的量而定, 也視食物變成深色的程度而定
	•過敏食物	降至級數 1 到 5, 維持四到十二個小時
	•難以消化的食物, 例如蛋白質與澱粉類食物一同食用	-1, 維持四到十二小時, 直到食物消化完畢
	•甜食或甜飲	-1, 每一茶匙效果維持半小時
	•加工過的澱粉類食物, 例如麵包、蛋糕	-1, 維持六個小時, 直到食物完全消化並代謝完畢爲止
	•服用增強免疫力的維生素等營養補充劑, 或吃了很多顆大蒜	依據產品的類型和含量而定, 一般可以 +1 或 +2, 最多可維持兩個小時

第 5 篇　心靈

The Mind Factor

11 天賦

「運用你所有的天賦：如果沒有鳥兒歌唱，沒有歌聲最棒的那些鳥兒，森林會變得十分沉寂。」

亨利・凡・岱克（Henry Van Dyke）

發揮與生俱來的天賦，有助於維持健康。關於這一點，要從「快樂」說起。我們要保持快樂，才能發揮「心靈」這項免疫力因素的最大治療力。

然而，什麼是快樂呢？這個問題並不容易回答。無數哲學家一輩子在思考這個問題。但是，如果我們想要擁有身體健康，我們就必須有很清楚的答案，因爲，「心靈」是健康三角裡面最重要的一邊。

什麼事物能讓我們快樂呢？物質享受能帶來短暫的愉悅，但是無法長久快樂。許多有錢人自殺了，因爲他們過得非常不快樂。愛情也不能讓我們快樂太久，因爲人會變，我們自己也會變。

如果要你定義所謂的快樂，你的答案會是什麼？

快樂的三個必備條件

古希臘有位哲學家叫做伊比鳩魯，他思索過這個問題之後得到一個非常簡單的答案。他說，快樂有三個必備條件。

第一是自由；如果不能自由地追求自己生命中所想望的事物，那麼根本不可能變得快樂。

第二是朋友。如果沒有交到值得信賴的好朋友，生命不可能盡性揮灑。沒有了朋友，人類根本不可能發展進步，連生存也會變得困難。如果人類進入森林獨立生活，那麼就不會有後代，人類便會絕跡了。

第三是經過分析的生活。人需要花時間思考生活中的事件，以此決定自己在人生裡到底想要追求什麼，並據此判斷需不需要做些改變。

這三個簡單的條件可能沒有想像中容易達到。然而，如果你眞心想要變快樂，這三個方向可以爲你創造出一個由自己掌控的生活。這套哲學實用而且有效，能幫助你在現代社會中找到快樂。

由熱情帶領的人生

在前述的快樂三要件裡面，有一個前提：你必須追隨你的熱情而行。而首先，你必須知道自己的熱情是什麼。

希臘人認爲熱情是生活中不可缺少的要素。假使一個人死了，別人站在他的墳墓前會問：「這個人的熱情是什麼?」在希臘人的觀念裡，若想活得淋漓盡致，就要懂得接受自己，並充分發展自己的天賦才能。所以，古希臘人享有現代人望塵莫及的高度個人自由，他們不但創造了民主制度，還允許每一個人自由創立自己的哲學，設置公共論壇，讓人宣揚自己的哲學。在雅典，這個論壇就是一塊叫做亞果斯・帕格斯（Ageos Pagos）的大石頭，基督教使徒保羅就是在這石頭上向希臘人引介基督教思想。

古希臘人可以自由選擇信仰，吃想吃的食物，說想說的話，擁有你想要的性生活。例如，有個叫做「雷斯堡斯」（Lesbos）的小島是古代同性戀女人的庇護所，而這地名就是現在英語裡「女同性戀」（Lesbian）一字的由來。

這種高度的個人自由在當今世界根本找不到。在今日社會，從進學校的那天起，自由就遭受體制的壓迫，而今日的教育體制只教導我們服從並遵守社會規範，個人的才能甚少得到發展。

爲了實踐伊比鳩魯的哲學，我們必須讓自己成爲領袖，不再只是聽命行事；我們更要追隨希臘神祇阿波羅的思想。阿波羅也就是太陽神，他多才多藝，長於音樂、治療、預言、科學和戰爭。他在衆神裡居於最優越的地位，他的種種天賦贏得人類的崇拜與嚮往，直到今日，阿波羅都象徵著人類一切的追求。希臘境內、羅馬和受到古希臘影響的世界各地，都有侍奉阿波羅的神殿。

當時——現在也是——最主要的阿波羅神殿，是位在希臘中部的達爾菲神殿。那個地點非常特殊，人們相信它是世界的中心點，是世界的肚臍眼，所有藏在大地母神蓋亞(Gaia)那裡的關於未來的秘密，都由這個地點逸出。

這個神殿成爲古希臘最重要的地方，不僅是預言未來的中心，也是文化、科學、哲學的精華地，所宣揚的哲學對希臘產生重大影響，也成爲早期哲學家的思想源頭，而這些哲學家的思想造就了今日的社會。

神殿最主要的教誨正是阿波羅的哲學思想：「了解你自己」。這個簡單的概念是包括伊比鳩魯在內的思想家最大的思考動力。想創造出自己想要的生活，唯一的方法就是知道自己想要什麼，因此，必須了解自己。

古代哲學元老畢達哥拉斯，他的名字就是直接取自達爾菲神殿的神諭「佩迪亞」(Pythia)，直接的字義解釋是：唯有了解自己，才能創造自己生而該活的人生，徹底發揮潛能。這個概念影響了蘇格拉底、柏拉圖、亞里斯多德等哲學家，以及希波克拉底（現代醫學之父）等人；這些人共同奠定了現代各類科學和藝術的基礎，並且使希臘成爲西方文明的搖籃。

發掘自己的特殊

爲了創造出自己滿意的生活，我們必須了解自己的特色，以及該如何完全發揮自己的天賦。

前任美國總統柯林頓曾說，美國今日最嚴重的心理問題乃是缺乏自尊。人如果沒有自尊，就很難創造令自己滿意的生活；沒有自尊，人就無法照自己的想法來做決定，而變得受制於人，爲了取悅別人而活。最後會精疲力竭，沮喪萬分，生活看似毫無意義，自己非常不滿意。

缺乏自尊的原因之一，是我們從來不認眞發掘自己的特殊之處。

小時候，我們的天賦從來沒有被確認進而培養，因爲教育制度並不是爲這個目的而設計的。上學只是記憶了一堆瑣碎的資料，爲了通過考試而已，根本沒有花力氣找出自己獨特的才能。有些人碰巧記憶力不錯，而且在某個學科表現突出，那麼他們可能很幸運可以早一點發現自己的專長。但有些人的才能沒有在學校裡獲得認可，例如做生意的能力，那麼就極無機會建立自尊。也因此，世界上許多大富翁早年只受過有限的正統教育，但這說不定幫了他們，因爲倘若他們繼續在學校唸書，那麼自己所擁有的經商天賦恐怕就沒有機會發展。

如果知道了自己的天賦爲何，並且選擇一種能夠發揮這才能的生活方式，人的自尊就會提高，生活的滿意度也將大大提升，並有助於健康的維持。

如果你不了解自己的才能爲何，你必須認識自己，找到自己的才能。有一種簡單方法能幫你發覺自己的天賦：嘗試錯誤。去上各種類型的課程或補習，想辦法找出能夠引發你熱情的事物。

生命數字幫你找到你的天賦

我曾經針對「尋找天賦」這個主題做過研究，並寫了一本書。我在那本書裡提到，數學之父畢達哥拉斯也是幾何學、天文學、音樂和數字學的鼻祖，他相信，數字不只是用來計算的東西而已；數字本身就具有脈動，並且能影響其他的事物。

他看著正方形，思索爲什麼正方形具有穩定和安全的特性，於是提出了一個說法：「四」這數字代表安全和穩固的能量。對於住在四樓的人，或在兄弟姊妹裡排行第四的人，或者在四月出生的人，數字「四」就會對他們產生影響，使得他們會以追求穩定和安全作爲人生的重要目標。

沿著這個邏輯，所有的數字都能推導出其特定的意義。

這套根據數字學的規則來找出天賦才能的方法並沒有科學證明，但是經由全世界成千上萬人的測試，我發現這仍不失爲一道有用的練習，它至少能讓你問自己：「我的天賦是什麼。」

然而，數字學是一門複雜的學問，必須考量許多層面並加以分析、組合，才能得到精準的結果；如果要把所有的細節都說明清楚，寫成一本書，這主題顯然也超出了本書的範圍。我在此只做簡單解釋，作爲參考。（如果想知道得更詳細，請閱讀我其他關於數字學的書，或者去上課。）

生命數字的計算方法

寫下你的陽曆生日，把所有的數字加起來，直到最後剩下一個數字爲止。每一層相加的結果都代表對一個人個性的特定影響，因此會被賦予一個特別的名稱。

舉例來說，某人生於一九五二年六月十五日。把所有的數字都加起來：

1＋9＋5＋2＋6＋1＋5＝29

2＋9＝11（29與11代表精神天賦）

1＋1＝2（2是命運數字）

第一次相加所得到的數字叫做精神天賦，通常是二位數，有兩個數字。最後的總數則是由精神天賦的兩位數字相加而來，那就是命運數字了：如果這個命運數字也是二位數，就把這兩個數字相加，直到剩下一個一位數的數字。

計算出了命運數字以後，可以看到各數字所代表的各種才能：

數字1：領導能力，有創意、戲劇性的思考，實際，喜歡做決定

數字2：擅於處理細節，善於分析，善於溝通，協調性

數字3：有創意，理想性的美感與影像感，溝通，服務

數字4：安全，穩定，組織性，實際

數字5：語言溝通和說服力，重視自由及平等，協調性，領導特質

數字6：有創意，負責，敏感，了解事物的運作及處理方法

數字7：善於分析，重視品質和細節，人道主義，實際

數字8：領導特質，商業和發展導向，對他人權益的公平性感受敏銳，有創意

數字9：有創意，能溝通，善於感受到他人的需要，樂於助人，人道主義

讀到了這些，假如你也計算了自己的生命數字，請問問自己：你相信嗎？你認爲這

進階的生命數字研究

在內文所提到的方法只是基本的分析，只看兩個數字的代表意義：命運數字，以及生日數的總和。

以所舉的例子來說， 1952 年 6 月 15 日，命運數字爲「2」，而生日數總和爲「6」（1+5=6）。於是這個人就看 2 和 6 所代表的才能。

若要再進一步，就要畫出數字圖，然後加以分析。以內文中所舉的例子來說，它可以畫成如下的圖：

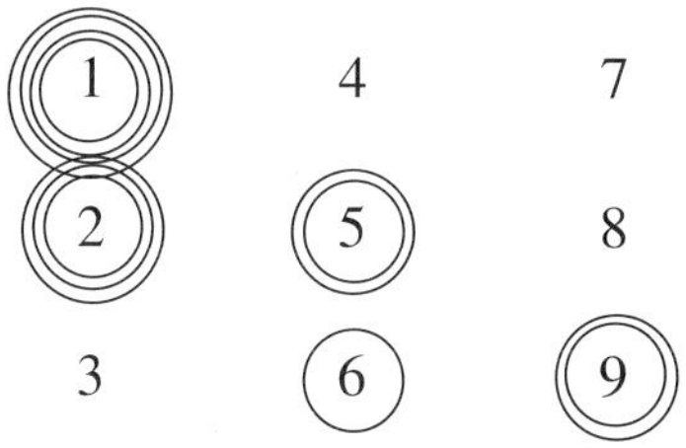

凡是圈圈越多的數字，它對於這個命主的影響就比較大。由這張圖可以再分析出進階的解釋，幫助命主對於自己的天賦特質有更深一層的認識。

此外，在更高級的數字學裡，還會研究一個人生命中所有的數字，包括農曆生日、電話號碼、護照、身分證號碼和住址等等。所有的數字都會被放進統計圖表內，因爲能分析的數字越多，所得的結果就越精確。

是你的才能嗎？你有能力發展這些天賦嗎？你可以再做一些什麼來更進一步發揮自己本來就擁有的才能？

12 情緒

「愛能讓人痊癒；被愛者得到治療，愛人者自己也得治療。」

心理學家，梅寧哲（Karl A Menninger）

人的生命在子宮裡展開，最初是依賴母體所提供的環境存活，也對母親的所有快樂與憂傷有所反應，而這些感應會影響到這個胎兒。如果母親希望她根本沒有懷這個小孩，甚至考慮過墮胎，那麼這會損害到從她體內輸出給胎兒的血液和營養素；這會使胎兒產生受威脅的感覺，因為胎兒實際上正在挨餓。這種感覺在出生之後仍然會跟著嬰孩，造成他對母親的憎恨。

人的心靈會用這個對世界的第一印象寫下它的內在程式；而這個程式則決定了他日後的思考方式和反應模式。

如果，這個內在程式從一開始就承載了負面的因子，比如說我們的母親不是真的想要我們，那麼我們就可能缺乏自信，或是潛藏著恐懼擔心沒有人真正愛我們：連母親都不愛我們了，還有誰會愛我們呢？我們就可能從一出生就在眼前築起一道情緒的保護牆，不讓別人穿過牆來，而且可能從來無法在生命中完全體會到像愛這樣的情緒。因為我們不想再冒被深深傷害的危險。

在成長的過程中，父母親是我們的行為典範；我們行動、思考、解決問題、處理關係、與人溝通、大笑、吵架等等處理生活一切基本事務的能力，都是向父母學習而來的。如果我們對於這些從他們身上過度學習的事物發出疑問，通常他們會叫我們閉嘴；而當我們展現了和父母一樣的舉動時，常常還會受到他們的處罰，因為他們不喜歡看到我們那樣做。大部分父母希望孩子依照他們所說的話去做，而不是照著他們所做的行為去做；遺憾的是這根本不可能，因為人類的學習方式就是要透過模仿。我們被教導要循規蹈矩，遵守最高標準，但我們身邊那些應該做榜樣的人自己卻沒有做到。

心靈與身體對於痛苦都很敏感，因此心靈很快就會發展出一套遠離痛苦趨向快樂的做法。生活中的痛苦，把我們本來是正向而且快樂的思考方式給堵住；那些痛苦來自於我們所受到的懲罰，那些出於雙重標準的錯誤訊息強迫我們寫下內在的程式，於是在心裡造成了情緒障礙。這些情緒障礙削弱了我們提出疑問的能力，使得我們的心靈變得封閉而且僵固，並失去了天生的學習能力，也就體驗不到正面的情緒，無法選擇樂觀的思考態度。

情緒的障礙，造成學習的障礙

情緒障礙還會造成學習的障礙，使人無法進行邏輯性的思考。

當生活成爲不斷出現挫折的源頭，我們就會在自己的期望和被迫去做的事物之間拉扯。如果我們心中有太多情緒的創傷，也就無法充分地體驗人生，找到眞正的快樂。

有時候，被壓抑的情緒傷痛會使我們做出自己不願意見到的行爲。雖然我們理智上知道自己做的事和對問題的反應毫無建設性，但我們就是無法改變自己。因爲我們的思考方式不讓我們擺脫負面的模式。

假如我們的情緒障礙太多，就會變得不願甚至不能學習新事物，生活就會變得單調而重複。我們接受生活裡日復一日出現的挫折，不知道爲什麼這樣過日子，也看不見改變的契機。這使得我們對生命的態度變得非常負面而且悲觀。

如果生活不能快樂，不能自由，那活著有什麼意義呢？我們會無法了解自己，也不知道在生命中要追求什麼，因爲我們的感情已經麻木了。這是不是道出了今日許多人的感受？

如果想要尋回我們所失去的一切，就得重新改寫我們心中所受到的創傷，並且重新學習正確的思考方式。

兒時受到的情緒障礙會在成年後形成更嚴重的情緒障礙。情緒的痛苦像是洋蔥，一層一層累積滋長，到最後會完全受阻，使我們無法與別人共享一份健康的情緒關係，因爲我們並不健康。

不良情緒造成疾病

人的情緒有兩種功能。

首先，情緒是一種讓人可以體驗到各種感受的機制，也因此使人能夠享受生活。

其次，情緒也是第六感，它可以作爲一種指標，幫助我們找出自己在生命中眞正想做的事情，這樣才能享受到活在人世的樂趣。而情緒和其他感官知覺一樣，必須受到保護，避免受傷害。

如果情緒障礙是由過去的傷害造成，那麼神經系統就會在體內造成永久的改變，而降低了免疫系統的功能，使身體失去對所有疾病的抵抗力，最後就形成疾病。

釋放情緒障礙的方法有很多種。

在我的治療課程裡，幾次使用了一種叫做「觸摸療法」，這個方法是讓病人躺下，請幾個人把手放在這位病人身體的特定部位，結果非常神奇！那時我在加拿大開治療課程，有一位十六歲的女孩，她父母並不贊成她跟男友交往；有一次她偷偷搭乘這個男孩的車，結果車子撞上了一棵樹，男孩不幸死亡，她則是下半身完全癱瘓。三年過去，她的狀況一直沒有好轉。直到有一天，女孩的父母帶她來參加我們的課程，課程中講到了如何釋放陳舊情緒的時候，她父母自願讓她成為我們的教學示範對象。

女孩躺下來，我把手放在她身上，要她放鬆，並且回想那次意外。她開始輕聲啜泣，然後哭聲變大，最後抑制不住尖叫起來。就在她劇烈尖叫的同時，她的脚開始動了——她的父母、整個治療團體，特別是我，都非常驚訝。那天之後她便能夠開始進行療程，

情緒與癌症的關係

有個罹患癌症的男人，被告知只剩下幾個月的生命。他回顧生活，決定在離開人世之前要把所有闖下的麻煩都收拾乾淨。他辭掉工作，賣掉房子，償還了積欠前妻的債務，並且打電話給過去所有遭受他不合理對待的人，一一道歉；最後，他啓程奔赴他一直渴望著的夢幻假期。渡假回來，他去找醫生，想確定他還剩下多少時間，但是醫生竟然找不到他有任何癌症的跡象了。

而且重新學習走路。這眞的是奇蹟。

死而復生的經驗

釋放情緒的療法，不一定要讓病人尖叫或大哭才有用。只要病人在治療的過程中願意嘗試著釋放情緒，效果一樣會很驚人。

我在加州聖地牙哥上治療課程時，有位四十多歲的女士來上課，想要學習釋放情緒，因爲她試遍一切方法都無法改善她的狀況。她罹患憂鬱症一年多了，一直覺得虛弱和倦怠，也常常有自殺的念頭。

我和四位助手開始了療程。幾分鐘後，我注意到她的呼吸紊亂，她覺得呼吸困難。我則感覺我的肺部疼痛，於是我把兩手放在她胸口與我的痛處同樣的位置。

我發現我開始幻想著我在水裡——我覺得這狀況很奇怪，但也注意到我並沒有出現慌張或是害怕的感覺。那位女士還是呼吸困難，於是我開始在她胸口有節奏地按壓，要她隨著我手的動作呼吸。吸氣，放鬆，吐氣。然後，她開始哭泣。

她平靜了以後，向我們道謝，告訴我爲什麼我剛才會想像自己身在水裡。一年多前，她在海上發生船難，天候惡劣，她摔出船，沒入海裡，喝了很多的海水，而且完全無法游泳。她無法呼吸，但感覺到一輩子從來沒有過的平和寧靜，就在她快要失去意識的時候，她感覺自己被拉出水面，拖上船，有人為她進行人工呼吸，救了她的命。

發生溺水事件的時候，她剛離婚不久，生活上狀況百出。溺水當下那份平和的感覺，使她想要放棄生命，藉由死亡而解脫。就在她以為她的人生和種種問題將要全部結束的時候，她又被迫開始呼吸，活了過來。

從那時候開始，她就完全失去活著的念頭了。沒有事情能讓她開心，沒有事值得她去做或是期待。

但在那次情緒釋放療程過了十天以後，她到我辦公室來向我道謝。她說她不知道為什麼，但是她覺得自己一天天在改變。她重拾了對生活的興趣，體力逐漸恢復，健康狀況也漸有起色。她甚至想重新再談個戀愛，也偶而嘗試約會了。想死的念頭已經消失，對她來說，新的人生已經展開。

笑：釋放情緒，增強免疫力

非常能夠釋放情緒並且驅除負面情緒堆積的方法，就是大笑。笑是一種內在的慢跑，而且科學證明笑能改變人的情緒狀態，增強免疫力，效果和性愛一樣好。這太棒了，至少笑是很容易做到的事！

有件關於笑的事實很奇怪：我們不是因為快樂才笑，而是因為我們很高興能有機會笑，而且笑的時候覺得很高興。另一件有趣的事是，哭也是笑的一部分。人在感到痛苦的時候，不管是情緒上的還是身體上的，都可以用笑來抒發。你在很痛苦的時候，若有人讓你笑得夠開懷，你的痛苦會大大減輕。

有人說，笑是兩個人之間最近的距離，這句話千眞萬確。兩個人一起笑的時候，他們之間的不愉快情緒會立刻消失無蹤。笑的時候，你不可能還有氣憤、恐懼等等負面情緒。笑的確是強力情緒淨化器！只要稍微練習，笑可以成爲治療和減緩疼痛的工具。根據諾曼・卡森的研究發現，大笑十五分鐘可以減輕兩個小時的疼痛。

大多數的兒童每天會笑四百次——你最好趕快找個方法笑一笑。看一齣喜劇，讀一本好笑的書，戴頂奇怪的帽子，穿件怪衣服，發揮自己的創意，想辦法大笑、常常微笑，把從情緒因素所得到的療效發揮到極限。

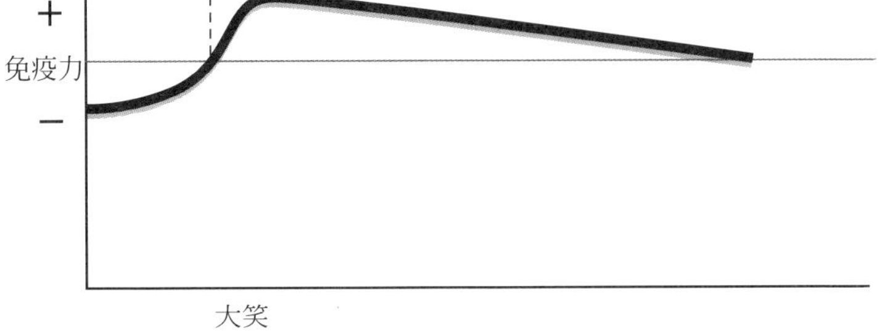

用藝術創作釋放情緒

但，有人會說，過去發生那麼多事情怎麼能夠一笑置之，說淸掉就淸掉？就像那個因車禍而癱瘓的年輕女孩，她所遇到的情況是多麼痛苦啊。

事實上，有很多方法可以釋放情緒的障礙，最基本的方式是使用象徵與潛意識進行溝通。象徵，是大腦最眞實的語言。透過潛意識心靈的收納，象徵可以解除與舊有情緒記憶有關聯的痛苦和疾病。

首先，你必須辨認出你是在過去的哪些情況下受了傷，造成了心靈上的疤痕。過去哪些經驗，你到現在都還感到生氣、傷心或是其他負面的感覺？

列一張表，寫下你想要釋放的情緒，從最近的傷痛開始，往回追溯。製作這張表的時候，你一邊回想過去，很訝異地發現情緒痛苦的記憶竟然能夠重新顯現。很多你以爲已經忘記的事情可能都會回到腦子裡：被父母虐待，被同學欺負，遇到其他惡劣的人；用筆把這些回憶寫下。

生命中每一個痛苦的時刻都必須被釋放，如此你才能夠確定它不再構成對你的健康和快樂的障礙。

重點是，你必須做點什麼，好讓你用藝術的形式把情緒捕捉下來。寫歌，寫詩，著色，畫圖，寫小說或創造一份新的食譜都好，這些活動都有釋放情緒的效果。

透過創作來釋放情緒時，首先要辨認出是哪些人對你造成傷害，以及你想要釋放的情緒種類是什麼。

接下來，試著把這個情緒視覺化，想像它的樣子：它是什麼形狀？各個部分有多大？這種情緒是什麼顏色？嚐起來或聞起來是什麼滋味？哪一種聲音或旋律可以形容它？它製造出什麼樣的韻律和節奏？這種種問題可以幫助你創造出一個象徵，用它來代表那個堵塞在你心裡的情緒根源。

這需要一點時間練習，不過，答案卻極可能會在瞬間出現。不要只是枯坐等待你的大腦慢慢為你找到答案。通常，最先出現的念頭就是可以捕捉住你的感覺的影像。當靈感一出現，就把它記下來。不要擔心技巧夠不夠好，只要繼續練習，技巧就會越來越好。況且，你做這些練習不是要討任何人歡心，也不是要給人批評打分數的。你這麼做，只是為了把情緒從身體裡清理出來。

看見了你所要創造的影像以後，就可以進行下一步：創作。你要真的創造出成品來。這樣做能提供你把情緒清出身體的管道。光只是在腦中構想你的創作是不夠的，你必須把它創作出來。

再次提醒你，不要管你的創作夠不夠好。只要你經常運用這種釋放情緒的方法，你

跳舞具有治療情緒的效果

跳舞也能有效釋放情緒。原理與前面所說的相同。

在開始跳舞之前，先判斷你究竟是想要卸除什麼樣的情緒，然後播放你喜歡的音樂，開始帶著你的問題跳舞。

讓你的身體隨意擺動，不要擔心跳得優不優雅。

最好是沒有人在旁邊看你跳舞，這樣你才可以盡情地跳。但如果你不怕在其他人面前瘋狂跳舞的話，也無妨。

還有一種團體舞蹈的方式是，你可以在燈光很暗或是大家都蒙著眼睛的情況下跳舞。

在跳舞的時候，你可能會想哭，想大叫，大笑，或是表達其他的情緒，不管是什麼情緒，都不要壓抑，讓反應自然發生，並且繼續跳舞。

等到你把情緒都清除掉了，這時，要原諒那些傷害你的人，然後讓這股新的能量充滿你全身。讓你的身體動作爲你描述你的感覺，讓你的身體以前所未有的方式擺動。要發揮創意，集中精神，一心一意熱烈跳舞，直到疲倦爲止。這也是很好的運動，可以增強免疫力。

的作品就會漸漸具備專業水準。如果你已經擁有某種藝術表現的技巧，請避免使用你已經習慣的那套方式，而要採用新的創作形式。你的成品可以與你一向熟悉的那些完全不同，只要創造出能描述你的感覺的影像即可。

完成這項創作後，把它摺起來，放進一個鐵鍋之類的東西，總之要是不會造成危險的地方，點燃這作品，把它燒掉。這個步驟會把一個清楚的象徵意義告訴你的潛意識心靈，把多年來與你共生的痛苦給釋放掉。等到文章或圖畫之類的作品燒成了灰燼，把它搗碎，沖進馬桶裡。

儀式也可以釋放情緒

另一種釋放情緒的方式，就是創造儀

藝術品裡所含的情緒會影響免疫力

大部份的藝術作品的內涵，就是藝術家把自己的情緒宣洩在畫布上；你看著那些畫，就可以感受到那位畫家的情緒。如果這情緒是生氣、恐懼、背叛、欺騙等等負面情緒，那麼你只要看到這張畫，它就會對你產生負面影響，並且減弱你的免疫力。下次要買畫作的時候，先看看它帶給你什麼感覺，如果不是正面的感覺，就不要買它；那位畫家自己畫完之後就應該把它燒掉了！

式。儀式含有豐富的象徵意義，能讓大腦擺脫掉負面的情緒。如果像畫畫這種視覺化的方法對你來說比較困難，或者你的情緒太過痛苦而無法把它視覺化，不妨試試以下做法。

先安排一個適合的地方，例如書房的角落。然後，撥出一段你可以獨處而且不被打擾的時間，需要幾個小時。準備幾張紙、一枝筆、彩色蠟筆、火柴或打火機、蠟燭、薰香和薰香座，以及一個大型餐盤。

來到你這個私密角落，坐下來，點燃蠟燭，然後，閉上眼睛，安靜回想是什麼原因造成了你生活中的情緒痛苦。如果是某個人造成的，就假想你要對這個人說話；把累積在心裡的一切都徹底發洩出來，想說什麼就說什麼。當腦海清楚出現了你想要說的話時，就開始寫信，寫給那個你覺得該爲你生命中一切問題負責的人。

你不會讓任何人讀這封信，所以想寫什麼就寫吧，把想說的話都寫出來。盡量完整描述你的感覺，就算是罵他也可以。但是，你也必須原諒他。高興寫多久就寫多久。寫到最後，要把你對他的原諒也寫出來，希望他們的人生課程能學得更輕鬆，也更快一些。

信寫完，簽上名字，然後畫一幅圖，就是前面提到的練習，與你這封信的內容有關的圖畫。著色，畫線，畫上任何你想畫的東西；等你覺得滿意了，把它當作要寄出去的樣子給摺起來。然後，把盤子拿過來，把信燒了；信燒成灰燼後，把它搗碎，讓一切化成細微的粉末。

接下來，點燃薰香，寫一封信給自己。對你自己說明你未來的計畫與行動，讓自己絕對不會再掉入這種不快樂的情況裡。

信完成後，把信燒掉，再把餘燼搗碎。

靜靜坐著，放鬆。

這時你會發現，你的感覺已經好多了。感覺好一些以後，把灰燼拿出去，往風裡一灑——有人喜歡拿到大樓樓頂把它扔掉，或是從橋上往下丟，或者從車裡往野外灑。總之，只要是讓它回歸自然，都很好。

一則關於釋放的故事

我曾幫一位病人創造一種儀式，結果非常有效。這位病人當時三十歲，和一個男人同居幾個月之後懷孕了，他們決定不要這個小孩，於是去墮了胎。過了一段時間，她卻無法忘掉這件事。她的健康開始變差，有嚴重的結腸阻塞、頭痛、慢性感染和背痛。她偶爾會夢見那個小孩。她覺得自己的情況已經失控了，她需要找個方法爲她所做的事祈求原諒，才能正常過生活。

我對她說明了創造儀式的原理。於是，她展開兩天只喝水不吃任何食物的節食。兩天後，她帶著一條乾淨的毯子、一些麵包、葡萄酒、紙筆信封與火柴，走到一處不受干

三個釋放情緒的步驟

1, 辨認。

首先，要明確辨認出你所想要釋放的情緒究竟是和哪一段記憶有關。

仔細回想那個場景，並且認清楚出現在那場景裡的那個人是誰。然後，描述在你心中出現的情緒是哪些。

一般人需要釋放的情緒因人而異，各式各樣。

2, 原諒。

能不能有效釋放情緒，關鍵在於原不原諒。如果我們不能原諒別人，情緒障礙就不會消失，它也就會繼續影響著健康。畢竟我們永遠不明白為什麼有人要做壞事。

3, 抒發。

最後，找一個可以發洩情緒的管道。

先要把情緒想成具有實體形狀的東西，被你帶在身體裡，所以你需要找個方法把它弄出來，放到別的地方去。你可以狠狠出拳打什麼東西，可以燃燒物件，可以尖叫，各式各樣方法都行。

擾的山區地點。她面向太陽，盤腿坐下來。

她開始緩緩地深呼吸，放鬆了幾分鐘。然後，她出聲對她的孩子說話，說起了往事和她爲什麼答應墮胎。她說她現在非常後悔當初的決定，好希望當時能把他留下來，不過一切都太遲了。她請求她的小孩原諒她，這時她哭了起來。她想像著假如孩子現在活著的情況，把他當成在眼前的一個靈魂。

停止哭泣後，她拿出紙筆，寫了一封信給她的小孩，請求他的原諒，並感謝孩子讓她學習到珍貴的一課，她永遠不會忘記。她讓小孩離開，允許他回到上帝的身邊，希望他能轉世成爲一個比她更好的人。她還在信上加了一段話，希望未來她們能有機會相聚，好讓她彌補這次失去的機會。信寫完，放進信封裡，封口，然後點燃。她想像那一陣煙已經把她要說的話傳送給她的小孩了。

火焰熄滅後，她把灰燼當作是那孩子的骨灰，在地上挖了一個洞，用手把灰捧進洞裡，覆上泥土，埋葬了假想中的孩子骨灰。

她走回毯子處，盤腿坐下，再次深深地呼吸，接著拿起一片麵包，對著天空祈禱上帝的寬恕。她大聲祈求上帝賜福在麵包上，作爲寬恕的信號，好讓她健康快樂地活下去，領會到自己從錯誤中學會的道理。過後，她把麵包吃了，慢慢地咀嚼，仔細享受每一分滋味。然後，她倒了一點葡萄酒在杯裡，兩手舉起杯子，對著太陽，再次請求上帝的原諒和賜福，然後慢慢把酒喝完。

接下來的三星期裡，她的身體逐漸好轉，心情好多了。最後，她恢復了健康。

憤怒：以身體付出代價

很多人有愛生氣的問題，控制不住自己的脾氣，也無法忍受別人的批評。古羅馬有一位哲學家曾經想要知道人爲什麼會生氣，他發現那是因爲他們太過樂觀。如果我們相信事情會成功，其他人會符合我們的期待，都不會出錯，那麼我們就讓自己踩進生氣的圈套了。如果我們不抱太多期望，並且相信人生裡不如意事十之八九，人們也極少能達到高標準，總會有錯誤發生，那麼我們根本不太有機會生氣。

你知道生氣會對你的身體造成多大的損害嗎？知道了以後，你一定會害怕再生氣。生氣時會耗掉大量的營養素，使得免疫力降低，血壓升高（很多人是在發了一頓脾氣以後中風），生氣會釋放皮質醇（cortisol，壓力荷爾蒙）和其他壓力荷爾蒙，對身體產生傷害，增加體內燃燒率，因而降低免疫系統的功能，使得腦細胞受傷；因此有些醫生認爲，生氣會是老年癡呆症的原因之一。

你會爲你的生氣付出代價。

昂貴的代價。

一個人會發脾氣，是因爲他認爲自己是對的，別人錯了。但是，誰眞的百分之百是對的，而別人就都是百分之百錯的呢？不要忘記，沒有人知道所有的事。思想和知識是透過感官知覺進入我們的腦子，然而我們的感官是很容易被騙的。

講個小故事：

幾年前，有一位生性愛玩的加州男子，婚姻本來很愉快，但在他太太生完小孩之後出了問題：他有時候會因爲小孩子哭個不停而大發雷霆；漸漸的，他脾氣失控的次數越

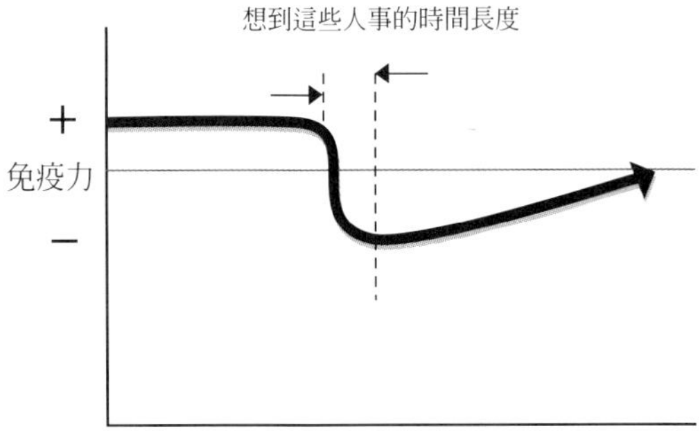

想起了不愉快的往事或是競爭對手

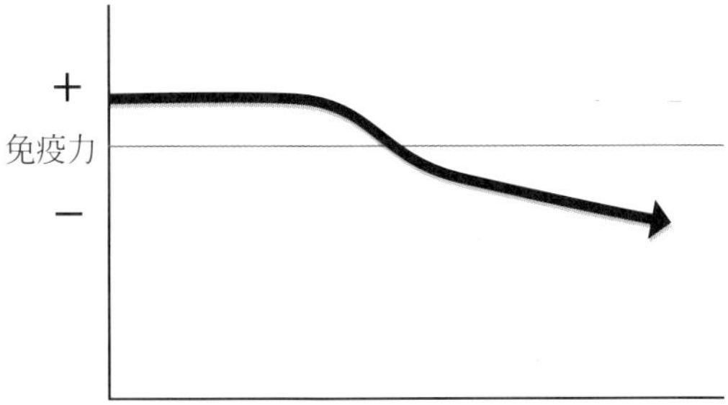

心情愉快　　忽然大發一頓脾氣……

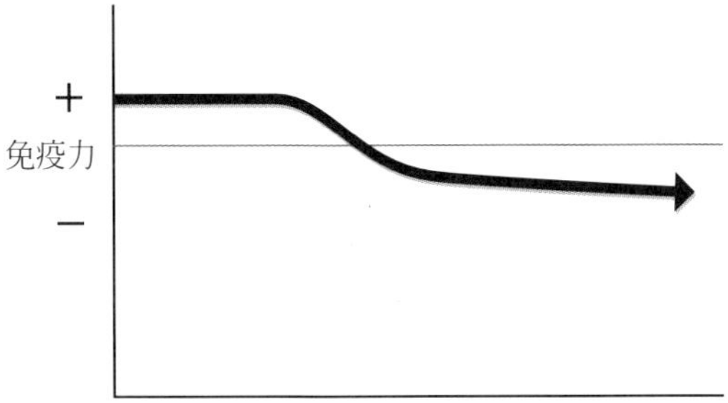

起床後覺得很棒　　但你不喜歡你的工作

來越多，甚至會動手打小嬰兒。幾個月過去，他變得完全無法控制自己的脾氣，什麼事都會惹毛他。最後，他居然把自己的寶寶給打死了。他因爲這件殺人罪坐了牢。在獄中，他開始出現嚴重的頭痛問題。他給醫院檢查，做了腦部掃瞄，結果發現他大腦的控制脾氣的區塊裡有一顆大型腫瘤。動手術取出腫瘤後，他頭痛的症狀就消失了。他太太說，他的壞脾氣改善了，最後甚至變得比他們婚前還要溫和。於是他的案子後來又重新審查，判決也減輕了。

這個案例提出了一個很重要的問題。這男子的確殺死了自己的小孩，但是犯罪那一刻的他是因爲腦瘤的關係而根本控制不住自己。就臨床上來說，他犯下謀殺案的時刻是屬於喪失理智的狀態，而這狀況一直要到他做了CT掃描（特殊X光掃描）以後才被發現。

我們怎麼能知道某件事情爲什麼會這樣？又怎麼知道爲什麼有人要做壞事呢？我們無法斷言自己知道一切事情的起因。當你確信你在某件事上百分之百是對的，這時只要你錯了一點點，那麼就定義上來說，你已經百分之百錯誤了。糟的是，你的固執會使得你永遠無法貼近眞相。

我們必須接受一個事實：在心靈世界裡，永遠都有存疑的空間。世上沒有非黑即白這回事。

儘管我們應該要保護自己，但是我們也需要試著理解別人、原諒別人，藉著這個原諒的舉動把壓力趕出我們的身體。

你爲什麼發脾氣

人的行爲背後有許多原因，上述關於腦瘤的故事也許比較特殊，但也確實說明了人爲什麼會做出不理性的行爲、不道德的舉動等等惹人氣憤的事情。常發脾氣的人，想一想以下這幾種可能性，會不會其中的一種就剛好說中了你的問題？

- 頸部或肩膀的肌肉緊繃，會使得腦部產生焦躁脾氣，導致無法承受壓力，並且無法集中精神關注正在做的事情。身體上任何部位的不正常肌肉緊繃，都有可能發生類似狀況。
- 對食物的過敏反應會影響到心理。例如，有些精神分裂患者只要在飲食中排除了糖、乳製品和穀類，就能消除許多症狀，甚至是全部的症狀。
- 血糖也會改變思考。人們在吃飯前起衝突的頻率較高，這是因爲血糖降低的緣故。患有糖尿病（高血糖）或貧血（低血糖）的人，可能會在飯前和飯後出現明顯的思考變化，程度依個人情況而不同。

- 生病或正在服藥的人，他們的思考可能受到了影響，或是無法正常運作。
- 酒精或毒品會造成心智受損。有時候，酒精和毒品的作用已經消褪了幾個小時之後，人們還是無法正常思考。他們看起來也許正常，但是你不可能知道他們腦子裡或體內的眞實情況。
- 許多營養不良的情況也會造成思考能力減低或錯誤思考。
- 罹患慢性病的人無法正常思考，因此可能會脾氣暴躁，或是行爲出現變化。
- 人體中有幾種寄生蟲也會造成心理上的改變，包括：念珠菌、艾伯斯丁巴病毒（EBV）和其他幾種腸內寄生蟲。這在今日是非常普遍的狀況。
- 人們可能會因爲沒睡飽或缺乏休息而做錯事。過度疲勞會改變人的思考和行爲。
- 有人對你沒禮貌，那是出於他們文化中的習慣，而他們不習慣你的文化。
- 有人的行爲怪異，那是因爲他們的宗教或觀念使得他們的思想和心胸變得狹隘。
- 有人會因爲別人的意外或疏失而犯錯。
- 有人表現得不如預期，那是因爲公司的管理不良，沒有提供足夠的訓練。
- 人們可能會因爲個性的關係而做出某些特定的行爲。心理學把人格失調的情況分成幾百種類型，每個人身上多多少少都能發現幾種跡象。每一個人格類型都有一種獨特的思考方式，不要因爲別人的方式和你不同就說他是錯的。

・從小累積的情緒障礙，可能會使人犯了錯而不自覺，甚至嚴重到作姦犯科。這些人通常不認爲自己做的事有多壞。情緒障礙使得他們無法與人溝通，建立關係。

・如果有人在你面前發脾氣，但事情明明與你無關，那是因爲他們過於疲憊，所以無法控制自己。其實他們不是在對你生氣，而是你剛好在不巧的時間出現，順手抓到你當發洩管道。從另一方面來說，你免費幫他們紓解了壓力。

・有些人對新認識的人做出負面反應，因爲那人使他們想起他們不喜歡的人。這種偏見顯然有錯，因爲每個人都是特別的個體。然而這是常見的人際問題與種族間的排斥問題。

・製造問題的這個人可能眞的有心理疾病。如果你不了解對方的背景與經歷，你怎麼會有充分的把握面對他？你如何確定周圍的人都是正常的，沒有人得了精神分裂、躁鬱症或幾百種心理異常症狀當中的一種呢？有些心理學家認爲，十個人裡只有一個人是正常的！

・處在人生某幾個階段的人，例如青春期、經期、更年期和壓力狀態，他們會因爲荷爾蒙的改變而出現思考功能衰退和行爲異常。

・人們可能會因爲缺乏歷練或個性不成熟，或是年老衰退的關係而犯下無心之過。

・失去所愛的人，或是遭逢其他慘事而導致的長期憂鬱或悲傷，也會導致思考能力受限。

總之，你永遠不會知道爲什麼別人要做那些事，你也永遠不應該假設你知道。比方說你碰到了有人對你做了壞事，你把做那件事的人當成壞人，那麼你的身體將會產生很多負面的感覺，這就會損壞你的健康，使你快樂不起來。

如果你了解到你絕對無法知道別人行爲背後的眞相，你就可以選擇用另一種方式看待問題。你可以把它看成是一項能夠帶來契機的挑戰。這種思考方式會使你變得更強大，引發正面的情緒，進而產生建設性的解決方法。讓自己與那些傷害你的人變得毫無瓜葛，遠遠好過不斷冒出不愉快的想法和情緒，以致於一再重複感受到那些傷害。

蒙古症：一個有效的小遊戲

想要修正自己的想法時，可以用一個實用的技巧：請記住「蒙古症」這個詞。

大家應該看過患有唐氏症的心智障礙小孩，他們的面部特徵非常特殊，而且不管原來種族爲何，他們的長相都一樣。由蒙古症這種基因退化症所產生的性格，卻是非常可愛而溫和的。

如果蒙古症小孩做錯了事，怎麼可能有人會對他生氣？一看到這種孩子的臉，就會產生愛和憐惜的感覺，而不是憤怒。假設你站在街角，有人從背後撞上來，你當下的反應一定是不高興，但如果你轉過頭來看到了一個蒙古症的小孩，他不是故意撞到你的，你會有什麼反應？應該很難對他生氣吧。

問題是，我們的想法通常來自感官知覺，忘記了眞實世界是很複雜的，也忘記了一件事：我們永遠不應該完全信賴自己的感官。我們所看到的和想到的一切可能並不是眞的。有時候我們需要重新檢查事實。

下次與某人發生問題的時候，如果對方說了不好聽的話或做了傷害你的事，你都要想到「蒙古症」這個詞，在心裡把他們當成蒙古症兒童。對方的外表看起來正常，但是他們的內在絕對有問題。你既然不知道他們爲什麼要那樣做那樣說，不如就選擇一個比

負面情緒的意義

我們要記得，所有的感覺都在我們心裡佔有一席之地。像生氣或恐懼這類的負面情緒不應該被擋住，因爲我們往往需要它們的督促才會採取行動。沒有什麼能比腎上腺急速分泌更能讓我們做出保護自己的舉動，而這是保命的必要條件。人應該要能感受到負面的感覺，不過在這感覺過去之後，就應當儘快釋放掉這種情緒；否則若把它們留在心上，將會對身體造成極大的傷害。

較正面的理由來相信，然後控制自己的情緒。

你要相信：他們並不正常。正常人不會有興趣對你做壞事。如果你很能控制自己的想法，那麼你會選擇憐憫他們，而不是讓自己受到他們的影響。

同理，如果是你先跟別人吵，你必須問自己：在這件事裡你是不是那個蒙古症兒童。你是完全正常的嗎？如果你知道是什麼使得你生氣或做出其他不健康的行爲，那麼你就必須採取行動，徹底正本清源。假如你知道自己的身心暫時面臨了障礙，那麼在這段時候跟別人爭鬥根本就毫無意義。

想到有這麼多因素會造成心靈的衰弱和障礙，導致無法正確思考，難怪心理學家會認爲世界上眞正心理健康的人少之又少。就算有了一個正常人，這人也會在某個時候因爲某些原因而出現思考故障的現象。沒有人是完美的。

必須提醒一點：注意，不能把蒙古症三字說出口。你應該只在心裡想，避免當著人家的面說出會激怒對方的言詞。蒙古症這類的字眼是要提醒你：人和事的眞相通常不是表面看起來的那樣。使用這個技巧是爲了讓你多花幾秒鐘，不要立刻反應。

如果你不喜歡蒙古症這個字，可以自己創造詞彙，例如小狗，或是小貓，或者就說那個人有心理疾病也可以。設法提醒自己，你的感官知覺所傳達的訊息不見得正確。只要多加練習，這個方法會很有效。

13 直覺

「直覺的心是一份神聖的禮物，而理智的心是一位忠實的僕人。我們所建立的社會尊崇那位僕人，卻遺忘了那份禮物。」

愛因斯坦

許多觸摸不到但極爲強大的能量形式，對於我們的免疫系統會造成重大的影響，這些能量形式包括了直覺、宗教信仰、出於宗教信仰的祈禱和儀式等等。關於這些能量形式的討論，都可以洋洋灑灑寫成篇章。在這本書裡，我只談直覺的作用。

透過「直覺」，我們對於眼前的人或事產生了最直接的感覺。直覺，基本上就是第六感，透過潛意識心靈與自我溝通。直覺也和夜晚的夢境有關。潛意識控制了整個身體內在的功能，從呼吸、消化到貫穿其中的所有事物。

直覺能讓人生病或是康復，也非常清楚什麼才能讓我們得到完全的健康。

經過適當的培養，直覺可以成爲與潛意識心靈溝通的橋樑。直覺能告訴我們該吃什麼，該去哪裡住，該發展什麼才能，需要什麼樣的性生活，該跟什麼樣的人相愛或結婚，需要多少運動，住在什麼樣的房子，培養哪些嗜好，穿什麼衣服，改變什麼樣的髮型——總之，一切能讓我們得到最大的健康和快樂的事物。

有些人相信，潛意識可以預測未來，讓人趨吉避凶。

基於這些原因，可以說直覺是健康金三角的九項元素裡最重要的一項。

我開發了一堂教人如何發展直覺的課程，課程裡包括一趟前往希臘的旅程，前去參觀希臘許多具有高能量的地方。

爲了多多了解直覺的作用，你必須去感受不同的事物對你的身體所產生的影響，例如換個新環境，而最好的方式就是去一些非常戲劇化的地方，讓你一定會不由自主感受到影響。

此外，關於發展直覺還有一件事很重要，就是學習**分析夢的內容**。

大腦使用象徵作爲語言，而夢就是象徵。夢的內容包涵了大腦試圖傳遞給我們的訊息：關於健康和挫折，關於如何解決問題和面對生活裡的其他人，甚至還關於未來。有些歷史人物已經證明了夢不只是想像力的遊戲：愛因斯坦是在夢中發現相對論的。如果不試著認識夢境的意義，反而忽略了大腦所給予的這項珍貴訊息，將很難維持健康的生活軌道。

鍛鍊你的直覺

發展直覺需要時間、努力和耐心；但是你一定能學會。首先必須做的是在白天裡觀察自己身體所發生的變化：早上起床的時候感覺如何？是否不應該那麼疲累呢？身體上有任何疼痛感嗎？如果其中有一個答案爲是，那麼試著回想昨晚你吃了什麼。很可能有些隱藏的毒素，經過夜晚幾個小時的消化之後，燃燒的結果導致你的疼痛。

養成習慣，在每一頓飯後都檢查自己的感覺：身體有沒有不對勁？膝蓋或背部莫名其妙痛了起來嗎？心跳加速，跳得比正常時候快？有沒有流汗？還是覺得冷？飯後四個小時，你的感覺如何？

注意自己身體上的細微變化，這種敏銳度能讓你更懂得選擇食物，懂得避開不適合你的食物，避開哪些餐廳不要去。

對自己的敏感度提高以後，你將更能察覺到別人說的話裡有所隱瞞，發現別人對事情眞正的想法，也會察覺到事情好像就要出錯了，甚至能得到線索預知未來事情的進展。

聆聽你的直覺，創造優質生活

想要創造更好的人生，最重要的是永遠保持開放的心胸，不斷學習。錯誤不過是成長的契機，錯誤會讓我們一再精進，把每一件事做得更好，企望自己變成更好的人。這能使人產生強大的生存意志。

如果我們能讓生活過得有趣而精采，那麼我們會更願意活著。我們應該選擇那些能讓我們每天都等不及起床行動的事情來努力，這樣將可以從生存意志裡獲得治療力。然而我們又必須夠虔誠，乃至能夠承認自己的缺點並且願意改變，這樣才會發生好事。

所以，必須把無聊感和挫敗感都清除掉；而最好的清除法就是**發揮創造力**。日常生活裡必然會出現挑戰，而這些挑戰就可以引發我們的創造力。在人生裡，我們需要有事可做，每天都需要感覺興奮，接受一些挑戰。一定要有某個值得活下去、值得奮鬥的道理，而不是無所事事坐等事情發生。我們必須想要在人生中得到什麼，然後走出去，讓夢想實現。夢想消失的時候，我們的健康也不在了。

運用創造力可以釋放情緒，增進對自我的了解。當你把創造力運用在日常生活裡，你的心靈就遠離了麻煩，也避開了壓力帶來的有害影響。創造力可以加強免疫系統，把負面情緒對健康形成的破壞力給中止。

如果你目前的工作或生活狀況爲你帶來莫大壓力，那麼你就得找出時間從事需要創造力的休閒嗜好，或者是需要運用很多創造力的運動，例如籃球或足球。總之，能發揮創造力的活動。如果你不做點什麼來趕走那些壞情緒，你的免疫系統就會減弱，你的身體會出問題。

疾病，是自己製造出來的

我們已經知道，每一種健康的問題都跟一種情緒和心理因素有關，在疾病的問題上，身與心的連結是非常強的；如果我們不傾聽內心深處的感覺，而忽略了直覺的訊號，那麼麻煩也就不遠了。我們的行動，決定了哪些事會發生在我們的身體上；我們的行動，決定了我們會生病或保持健康。我們應該善用這種抉擇的能力。

生病的時候，不管是感冒、SARS或是癌症，我們首先都必須接受一件事：那個疾病是我們製造出來的，而不是突然攻擊我們的。**真正的敵人不是疾病，而是我們的心靈運作和生活的方式**，是我們打開了一個口，讓疾病侵入。

病毒、細菌等等他毀壞健康的物質，都是自然界淨化的媒介，目的在於清除即將壞死的東西；它們就像海裡的

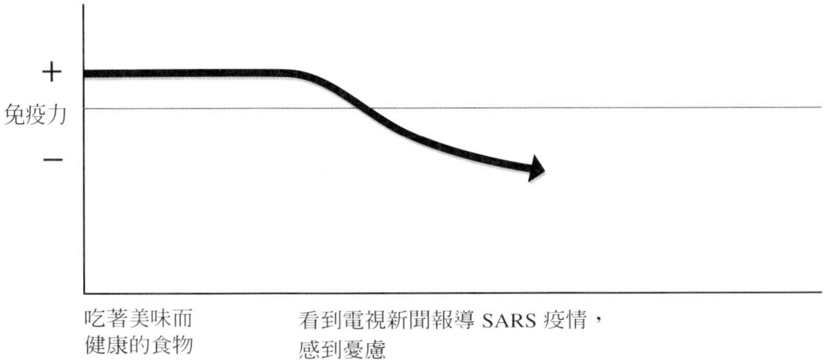
+
免疫力
−
吃著美味而
健康的食物
看到電視新聞報導 SARS 疫情，
感到憂慮

鯊魚，牠並不邪惡，只是盡牠們在生物界中應盡的職責罷了。如果我們讓自己變得虛弱，那就等於是在邀請這些負責清潔工作的媒介進來執行它們的天命。

我們的病是我們自己製造出來的，因此我們不需要害怕。恐懼會損耗掉我們與疾病對抗的自信和能力，也會削弱免疫系統的功能。

我們的力量是比疾病強大的。疾病只是一抹陰影，反應了我們如何過生活；如果我們害怕某種疾病，其實就是害怕自己的影子。如果我們能改變自己，那道影子也會跟著改變，我們也就能恢復健康。

生病，是身體想要對我們說，它不滿意我們現在的生活。比方說，有背部毛病的人通常是負擔了過重的責任，這些責任他們不見得想要扛，也不見得有能力處理。背痛常常出現在人際關係出現重大障礙的時候，或是需要變換工作的時刻。而出現黏液囊炎或是肩膀症狀的人，通常是答應了要接下別人的責任，但內心深處知道自己不該這麼做。

眞正能祛除疾病的方法，就是傾聽你的身體對你所說的話，接受它所告訴你的事，而且盡一切努力讓它高興。一旦身體藉由疾病所傳送的信號到達了，也有了對策與行動，那麼身體就不再需要發送這信號。

療癒確實就是這麼簡單。

立即調節免疫力

壓力	最糟糕的三種壓力是：所愛的人死亡、與情人分手、搬家。當這三種情況之一發生的時候，你的免疫系統將降低到級數 6 以下，一直到你的情緒系統復原才會好轉。 面對喪痛或分手的時候，你都要到痛苦完結以後，才能回復到原來的免疫力程度。這可能是幾天、幾個星期，幾個月；如果並你不努力面對痛苦、憤怒等負面情緒的話，甚至需要幾年。 至於搬家，從你知道要搬家的那一刻起，一直到你完全適應了新環境，這段時間你的免疫力會降低 2 級。
疾病	若你有重大的健康問題，免疫力級數就處在級數 1 至 5 。想要提升免疫力，必須解決前面討論過的情緒因素。
趕時間	凡是匆匆忙忙趕時間的時候，免疫力就降低 1 級。
生氣	情緒失控，馬上下降爲級數 1 至 5 ，視強度和生氣時間而定。而在過後的三倍時間裡，免疫力都比原先降 1 級。如果你很容易生氣，也很容易氣過就忘，那麼你在生氣時會下降 1 級，忘記後就會回復原來的級數。
哭泣	可能降爲級數 1 至 6 ，視強度和時間長短而定。不過，在釋放掉情緒之後，級數會躍升到 8 至 10 級。
失敗 批評 懲罰	降爲級數 1 至 5 ，視強度而定，效果持續爲所花時間的三倍，直到你放下這件事，不再想它，才會恢復。
大笑	維持級數 8 ，效果持續爲大笑時間的三倍，可上升至級數 10

感情與人際關係	•快樂感情　在一起的時間, +2, 效果持續到相處時間的三倍 •辛苦關係　-1, 效果持續到在一起時間的三倍。 •痛苦關係　降爲級數 1 至 5, 效果持續到在一起時間的三倍 •生活中的每一個人都有影響：父母、兄弟姊妹、小孩、配偶、朋友、同事、同學、老闆、老師。在與他們相處的時候, 他們影響你的效果極爲明顯。假如你喜歡這個人, 則與此人相處的時間裡, +1 。你不喜歡這個人　-2, 效果延續爲相處時間的兩倍
居住地	喜歡所住的地方、城市、地區、國家　+0.5 不喜歡所住的地方、城市、地區、國家　-0.5
聲音	•喜歡的聲音　+2, 效果持續爲聆聽時間的三倍 •不喜歡的聲音　-1, 效果持續爲聆聽時間的三倍
住處 工作處	•喜歡那個房子, +1; 離開家, -1 不喜歡那個房子, -1 級; 出門後, +1 •喜歡這個工作環境, +1; 離開後, - 1 不喜歡這個工作環境, -1
祈禱冥想	上升至級數 8 至 10, 視強度而定, 效果持續爲所花的兩倍時間(呼吸運動也有同樣的效果)
工作	•喜歡這份工作　上升至級數 8 至 9, 工作中偶爾達到級數 10 •無所謂, 但不是眞正想要的工作　沒有影響 •不喜歡這份工作　工作時-1, 不工作時回升 0.5

有趣的活動	•讀雜誌或報紙　沒有影響。或者在閱讀時增加 0.25 級 •讀書　+1, 最高不會超過級數 8 •看電視　沒有影響, 節目有趣的話， +1 •看新聞　-1 ，端看消息有多糟 •看電影　沒有影響, 電影有趣則 +1 或 +2; 可怕或是引起其他負面情緒, -2 •聽音樂，聽音樂會，看表演　與看電影效果相同 •購物　購物時 +1 •上咖啡館或餐廳　如果飯前你喜歡那個地方就 +1, 如你不喜歡那個地方, -1 •拜訪朋友　如果你喜歡那位朋友就 +1 ，如果不喜歡則-1 •玩電腦遊戲　-1 •花時間在電腦前或上網　-1 或-2 ，端看你是否喜歡這件事 •烹飪　+2 級(如果喜歡做)，-1 (不喜歡做) •打掃房子，洗衣服　很享受則 +1, 不喜歡就沒有影響或-1 •彈奏樂器　升至級數 8 至 10 ，視強度而定，效果爲所花時間的兩倍 •寫作，寫日記，寫詩　升至級數 8 至 10 ，視強度而定。效果爲所花時間的兩倍 •從事創作性的休閒活動，畫畫，陶藝等　上升至級數 8 至 10 ，視強度而定。效果爲所花時間的兩倍 •表演或在大眾面前演說　上升至級數 8-10 ，視強度而定。效果爲所花時間的兩倍 •唱卡拉 OK　(必須自己唱，聽別人唱不算)上升至級數 8 至 10 ，視強度而定，效果爲唱歌時間的兩倍。 •去酒吧，舞廳　人不多則沒有影響, 有一些人在抽煙要-1, 假如煙霧瀰漫就要-2

結語 關於療癒的秘密

「一天有一個小時的玩樂時間，你就不需要看醫生。」

藍寧仕

免疫力的療效，會隨著我們的思緒、感覺、飲食、呼吸、飲水等等而產生變化。想要讓身體得到自然的療癒力，關鍵就是每天都要過著免疫力級數達到八以上的生活方式。

簡單地說，維護身體健康的工作分爲四件事：

第一，增強免疫力。

第二，提供身體所需的均衡營養。

第三，不要讓免疫系統承受太多的負荷。

第四，把有害的媒介（病毒、細菌、毒素等）清除掉。

前面三項是在沒有生病的時候該做的事；萬一生了病，這時就是在做第四件事。這本書裡提供了很多建議，目的都是要幫助你做到保有健康的身體，享受快樂的生活。希望對你有用。

假如我們的生活裡完全沒有壓力，不會遇到污染問題，不吃進毒素，身上沒有任何疾病，站姿坐姿都很完美正確，那麼我們只需要用睡眠和飲食就可以藉由自己的免疫力來維持健康。但是，我們在今日的世界不可能享受到那樣的生活。大家的免疫系統都受到壓力、毒素、病毒與細菌的侵害，所以免疫系統的負荷很沈重，光靠睡眠和飲食並不足以維護免疫力。

然而，我提供一個關於療癒能力的小祕密給大家：**每兩個小時就安排一次爲時二十分鐘的「玩樂時間」(pleasure time)，可以立即提升免疫力**。

以下是我的建議，你可以擬定自己的時程與內容，不過要記得遵循幾項大原則。

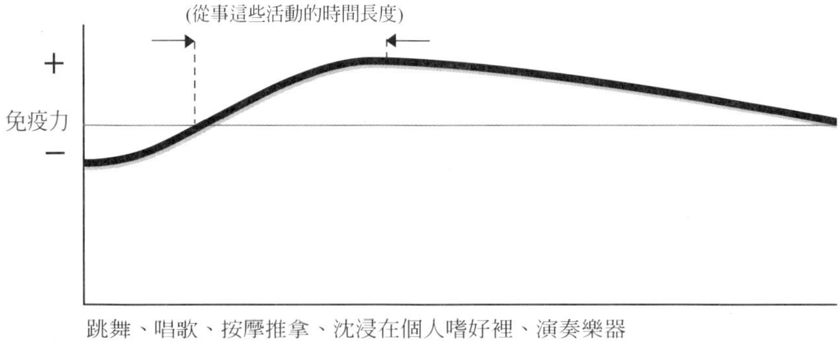

跳舞、唱歌、按摩推拿、沈浸在個人嗜好裡、演奏樂器

上午八點「玩樂時間」：起床。播放舞曲，輕舞一番。這就像是武士的戰舞，能夠提升心理等級，讓你有動力面對一整天的壓力。跳舞三十分鐘，可獲得兩小時的療癒力。

上午九點：吃一頓美味而健康的早餐。療癒力可維持到中午。

上午十點「玩樂時間」：讀幾則笑話，這麼一來，除非有特別的事情讓你沮喪，否則應該可以產生額外的療癒力。

十二點「玩樂時間」：與朋友們享受一頓半小時到一小時的美味健康午餐，療癒力可達三至四小時。

下午兩點「玩樂時間」：看幾則笑話，或與同事朋友們講笑話，可迅速產生對抗壓力的免疫力。

下午四點「玩樂時間」：散散步，喝杯水，聽點音樂，或點個精油薰香燈，可以讓療癒力持續到回家。

下午六點「玩樂時間」：花半小時散步去餐廳或是走路回家，享受一頓一小時以上的燭光晚餐，放一點輕音樂，聊聊愉快的話題，吃健康的食物。這樣的療癒力能維持至少四小時。

如果你吃的是商業應酬晚餐，就把八點的玩樂時間加長爲四十分鐘。

晚上八點：洗個熱水澡後，展開「玩樂時間」。你可以與愛侶做愛（可以按摩或擁抱替代），記得要二十分鐘以上。

沒有伴侶的人，可以從事你真心喜歡的休閒活動，例如跳舞、上健身房運動、芳香療程。免疫力將可維持兩小時。

晚上十點：上床睡覺

LOCUS

LOCUS

LOCUS

LOCUS